海上医事
——近代上海中医文化

总顾问　严世芸　段逸山
总编审　王　键
总主编　黄　瑛　梁尚华

医家遗墨

编撰　朱　音

上海科学技术出版社

图书在版编目（CIP）数据

医家遗墨／朱音编撰.—上海：上海科学技术出版社，2020.1

（海上医事：近代上海中医文化／黄瑛，梁尚华总主编）

ISBN 978-7-5478-4686-5

Ⅰ.①医… Ⅱ.①朱… Ⅲ.①中国医药学－医学史－史料－上海－近代②汉字－法书－作品集－中国－近代 Ⅳ.①R-092②J292.27

中国版本图书馆CIP数据核字（2019）第255447号

项目资助

1. 本丛书由上海文化发展基金会图书出版专项基金资助出版

2. 上海高校一流学科建设项目（科学技术史）资助

3. 上海自然而然中医药发展基金会资助项目

海上医事——近代上海中医文化·医家遗墨

朱　音　编撰

上海世纪出版（集团）有限公司

上海科学技术出版社 出版、发行

（上海钦州南路71号　邮政编码200235　www.sstp.cn）

苏州望电印刷有限公司印刷

开本　787×1092　1/16　印张　12

字数　140千字

2020年1月第1版　2020年1月第1次印刷

ISBN 978-7-5478-4686-5／R·1975

定价：98.00元

内容提要

本书选录上海晚清民国时期中医名家的笔墨遗迹，有诊病时所开的处方药笺，有诊暇时述录心得的医学论著，有珍藏书斋的手抄医书，有介绍刊行医书的手书序文，有为书刊所作的题署与题词，还有生平挥毫而就的书画作品等。这些遗墨映射出医家们的生活轨迹与生平志趣，让今天的读者能从中感受近代医家所呈现的传统笔墨文化。

对历史之温情与敬意

秋天的景意并未完全消尽，立冬踩着厚厚的落叶，披着清澈高远的蓝天，伴着纷乱的微寒粉墨登场，进入了一个万物收藏、育阴涵阳、为春季的勃发做储备的阶段。这几天，我或在灯光下，或在高铁行程中，用心地阅读着"海上医事——近代上海中医文化"的书稿，回顾历史，联系当下，放眼未来，不由地引发了许多文化方面的思考。

中医文化，源远流长。究其滥觞，可追溯至上古三皇时代。《尚书》曰："伏羲、神农、黄帝之书，谓之《三坟》，言大道也。"伏羲制九针、神农尝百草、黄帝传医道，不仅是中医文化之源，也是中华文明之源。

《唐律名例疏议释义》曰："中华者，中国也。亲被王教，自属中国，衣冠威仪，习俗孝悌，居身礼义，故谓之中国。"言中华文明者，必言中华文化也。自中华大地诞生第一件陶器伊始，中华文化便与中华文明一起孕育、成熟、演绎、绵延。古代人民创造了光辉灿烂的文化，文化哺育滋养了博大精深的中医药学，中医药学又以其独特的文化，熏陶和涵育着一代又一代的华夏人民。

大约 6 000 年前，古代先民便已在上海西部腹地崧泽一带耕种生息，发崧泽文化之端绪，启海上文明之曙光。战国时期，领土不断兼并，人口频繁迁徙，吴越文化与楚文化、中原文化相继融合，奠定海派文化之根基。深受崧泽、吴越文化之浸润的海派中医，肇始于唐代，兴起于宋元，鼎盛于明清。晚清开埠，百川汇流，一时群星璀璨、欣欣向荣。民国期间，欧风东渐，大医先贤们，一方面弘扬国粹，容纳新知，积极探索中医发展之路；另一方面，在传统医学危机存亡之际，勇于挺身而出，坚决捍卫中医地位与尊严。中华人民共和国成立后，党和国家对中医药事业极为重视，海派中医迎来了久违的春天，重新焕发出勃勃生机。在社会主义新时代，中医药学作为中国传统文化的精髓，又承载着复兴中国传统文化的历史使命。习近平总书记提出："中医药学凝聚着深邃的哲学智慧和中华民族几千年的健康养生理念及其实践经验，是中国古代科学的瑰宝，也是打开中华文明宝库的钥匙。"在这种背景下，"海上医事——近代上海中医文化"系列丛书的出版，极具现实意义，可谓适逢其时。

"海上医事——近代上海中医文化"丛书由梁尚华和黄瑛领衔编写，上海中医药大学科技人文研究院多位专家参与，是集体研究成果的结晶。该丛书内涵丰富，从不同角度考察了近代上海中医药文化的表现形式，极具文化、学术和史学价值。约略言之，其主要内容如下。

一、《医政医事》——斟民国之医政，酌当今之得失

《医政医事》辑录了民国时期上海实施或颁布的与中医相关的法律、法规，以及公布后所产生的社会反响和相关重大事件。

《旧唐书·魏徵传》说："夫以铜为镜，可以正衣冠；以史为镜，可以知兴替；以人为镜，可以明得失。"以民国之医政为镜，可知兴替而明得失。现代医政制度肇始于民国时期，然而当时社会动荡、战乱频仍，医之政令频繁变动、朝令夕改，从最初之"漏列否定"，到后期之"自治管理"，均未能给中医教育一个合理地位，导致在上海创办的多所中医学校在纷乱的政令中风雨飘摇、举步维艰。此外，当时的医政制度基本仿照西方，罔顾中国实际，导致水土不服、文化冲突。从这些特色政令与事件中，既可看出当时国民政府对传统医学的冷漠与摧残，亦可看到中医前辈为维护中医地位与尊严而做出的不懈努力与不屈抗争。

二、《讲稿选萃》——研名师之讲义，究岐轩之奥赜

《讲稿选萃》辑录了民国时期上海中医教育名家丁甘仁、包识生、恽铁樵、程门雪、章巨膺、秦伯未、承澹盦、钱今阳、许半龙的各科讲义，按医经、诊断、临床各科排序，还节录其中能反映名家教育思想和临床特色的内容，并配以教材图片。

"讲义"一词，原指讲经说义，后亦指讲经说义之稿。唐代羊士谔在《郡斋读经》一诗中谈其读经心得，道："息阴惭蔽芾，讲义得醍醐。"先贤论道，知无不言、言无不尽。丁甘仁等前辈之讲义，乃其毕生心血所凝聚，岐轩之奥赜、仲景之义理，无不蕴涵其中。如能细心研读、悉心揣摩，必能登堂窥奥，如醍醐灌顶、豁然开朗，如春雨润物、沁人心扉。

三、《名医传芳》——述名医之生平，传杏林之芳馨

近代上海，名医荟萃、学术交融。他们创社团、建医院、办学校、印报刊、编书籍，留下许多佳话，在近代中医史上描绘出浓墨重彩的华章。

《尚书·君陈》曰："至治馨香，感于神明。黍稷非馨，明德惟馨。"近代中医先贤们不仅医术精湛，而且品德高尚。追忆先贤往事，缅怀其鸿轩凤翥之风，可以更加全面、深入地感悟为医之道。本书收集、整理了丁甘仁、王仲奇、张骧云、朱南山、蔡小香、恽铁樵、严苍山、章次公、顾筱岩、程门雪、秦伯未、陆瘦燕等五十余位近代上海中医名家的生平事迹、医事活动、医学成就，并简要介绍其学术特色，使读者既可了解医家其人其事，亦可略晓近代上海中医的发展历程。

四、《名家方案》——读名家之医案，钩治病之良方

近代著名思想家章太炎先生曾说："中医之成绩，医案最著。欲求前人之经验心得，医案最有线索可寻，循此钻研，事半功倍。"清代医家周学海亦云："宋以后医书，唯医案最好看，不似注释古书之多穿凿也。每部医案中，必有一生最得力处，潜心研究，最能汲取众家之所长。"医案是前辈医家治疗经验的如实记录，亦是其一生行医最得力之处，用药之道，治病良方，靡不具备。如能悉心挖掘，钩沉索隐，必然大有裨益。

《名家方案》辑录了晚清至民国期间上海中医名家的医案著作，选录何鸿舫、陈莲舫、汪莲石、丁甘仁、曹颖甫、朱南山、陈筱宝、张山雷、恽铁樵、曹惕寅、王仲奇、陈无咎、祝味菊等名家医案，并从医者、疾病、患者等角度进行简单评述，使读者从这些医案著作具体鲜活的临床诊治个案中，了解近代中医医家的医学观点、医疗方法，近代的常见病、多发病，以及医学实践中的人文情怀。

五、《医事广告》——搜医事之广告，揽医林之胜景

"广告"一词，顾名思义，广而告之也。中国的广告文化，渊源流长。灯笼、酒旗、对联、匾额，皆为广告的雏形。唐代杜牧有诗云，"千里莺啼绿映红，水村山郭酒旗风"，即是对酒肆广告的一种描述。

医事广告，古已有之，而且数量颇为可观。时至近代，伴随着报刊等新型广告载体的涌现，现代意义上的广告才真正出现。近代上海医药广告，林林种种，蔚为可观，无疑是一道亮丽的文化风景线。

本书对晚清开埠至中华人民共和国成立近百年间的医药广告，进行纵向梳理、分类编撰。其中既有五花八门的各种医药广告载体，也有形形色色的医药广告内容；既有海上名医的广告趣闻，

也有中药老字号的广告生意经；既有国货运动中的医药广告，也有医药广告领域的传奇事迹。阅览此书，可以从一个新的视角去认识和了解上海近代医疗文化的丰富和多姿。

六、《医学交流》——记医学之交流，录海上之风云

晚清以降，世事变幻，风云激荡，西学东渐的思潮席卷中华大地，传统医学首当其冲。在异域文化的强势攻击面前，国人茫然无助者有之，颓丧失意者有之，屈膝投降者有之，然而更有高瞻远瞩之士，积极交流、多方沟通，探索中医发展之路。无论是西医的"强势闯入"，还是中医的"自信走出"，都离不开上海这一政治、文化、经济、医学等诸多方面的荟萃之地。

《医学交流》辑录了1840～1949年间上海医学的对外交流情况，由展会、书籍、技术、药物、疾病、教育、人物、机构等内容组成，涵盖了沪上药物贸易、医药交流展览、医技传播、医界医事、医校医院、各类译本等诸多方面的基本情况，使读者可以领略近代上海医学交流的风云画卷。

七、《医林闻趣》——载医林之轶事，瞻先贤之雅趣

《医林闻趣》将近代上海中医药领域的一些著名医家的临诊特色、日常生活、社会活动、人际交往、雅趣嗜好等方面的趣闻轶事，编撰成可读性较强的叙事性故事，以重现当时海派中医鲜活的医人事迹。全书分为"医人趣闻""医事闻趣""药事闻趣""名人与中医轶事"四部分，就像多棱镜一样折射出这一时期上海滩各路医家多姿多彩的临床特色和包容扬弃的医学文化氛围。

八、《药肆文化》——鉴药肆之文化，观国药之浮沉

《药肆文化》主要介绍了近代上海国药业的情况。上海自开埠以后，国药业进入了繁荣时期，著名的"四大户""八大家""四大参号"及粹华、佛慈等药厂纷纷建立，上海国药业亦组成了国药业同业公会及国药业职工会等组织，参与了近代上海的救国运

动。本书通过对药肆文化的记述，向读者介绍了近代上海国药业许多不为人知的一面，以此纪念那个风云动荡的年代，国药业与之沉浮的动人故事。

九、《医刊辑录》——溯期刊之往昔，忆国医之峥嵘

寻访老期刊，是一次别开生面的揽胜之旅。然而，回顾中医药的老期刊，更多的是一趟文化苦旅。翻开这些泛黄的册页，满目触及的是战斗的檄文、激烈的辩述，还有深刻的反省。历史上的中医药从未如此窘困，也从未如此澎湃。

本书收集 1840～1949 年上海行政区划内出版和发行的中医药期刊 30 余种，从中发掘有意义的文章、期刊背后的故事、创办的前因后果等，并简单介绍期刊的开办时间、发行周期、板块设置、创办者和出版者、期刊特点、重要文章等。内容取材广泛，围绕期刊讲故事，以求展现近代中医药老期刊的精神风貌。

十、《医家遗墨》——品大师之遗墨，赏儒医之风骨

古人云，闻弦歌而知雅意，而赏医家之翰墨，更能领略其儒者之风范，高雅之情操，恬澹之心境。

海上中医大师们不仅医术精湛，而且多擅长笔墨丹青。例如，寓居上海的一代名医王仲奇先生，不仅以新安王氏内科的高明医术饮誉海内外，而且学问造诣深厚，医案文采飞扬，常引经据典，且工于书法，故深得著名画家黄宾虹赏识，黄氏曾称赞其处方："笔墨精良，本身就是书法艺术品。"又如，海派名医程门雪多才多艺，有诗、书、画"三绝"之誉。国画大师王个簃称其"不以诗名，而境界高雅，时手鲜有其匹"。

《医家遗墨》介绍近现代上海中医名家的著书手稿、处方药笺、题署序跋、诗画文墨等，图文并茂，并联系社会文化背景，稍加释读，使读者感受当时医家的笔墨文化。

结语

传统是从过去传延到今天的事物。凡是被人类赋予价值和意义的事物，传延三代以上的都是传统。传统的功能是保持文化的连续性，为社会带来秩序与意义。传统是人类智慧在历史长河中的积淀，是世代相传的行为方式，是规范社会行为、具有道德感召力的文化力量。而传统的特色又往往是其生命力之所在。纵览全书，"海上医事——近代上海中医文化"有以下特色。

文化立意，钩深致远。一个民族的复兴或崛起，常常以民族文化的复兴和民族精神的崛起为先导。中医药学作为中国传统文化的精髓，同时承载着复兴中国传统文化的历史使命。"国医大师"裘沛然曾说："医学是小道，文化是大道，大道通，小道亦通。"故本系列丛书以文化立意，从文化角度来探讨海派中医，可谓探赜索隐，钩深致远。

包罗万象，无所不涵。本系列丛书涵盖了海派中医文化的方方面面，如医政、讲稿、医案、广告、期刊、书画等，林林总总，不一而足，似万花筒般包罗万象、无所不涵，又如多棱镜般折射出五彩缤纷、绚烂夺目的文化百态。书中既有钩深极奥、严谨务实的讲义、医案等，又有通俗易懂、生动活泼的趣闻、轶事，故适合各类人群阅读。

以史为镜，酌古斟今。本系列丛书不仅从文化角度横向探讨海派中医的各个方面，而且从史学角度纵向梳理海派中医的发展脉络，使医学研究更加全面严谨，愈发血肉丰满。《战国策》说："前事之不忘，后事之师。"传统医学的发展，如同"泛泛杨舟，载浮载沉"，并非一帆风顺。民国时期，"瑰宝蒙尘"，海派先贤们一方面竞尚新学，冀图振兴，一方面涵泳古今，铁肩卫道；而"浮薄幸进之流，则视吾国固有文化如敝屣，毋问精粗，罔辨真伪，唯恐扫除之不力，甚至有倡言废除汉文者，直欲从根本上消灭中华文化，更何惜于民族医学。"（裘沛然语）反观今日，仍有浅鄙之流诋毁中医，抛出"废医验药"之谬论。故以史为镜，酌古斟今，重温那段历史，对我们当今如何发展中医，仍具现实意义。

陈寅恪先生曾说："华夏民族之文化，历数千载之演进，造极于赵宋之世。后渐衰微，终必复振。譬诸冬季之树木，虽已凋落，而本根未死，阳春气暖，萌芽日长，及至盛夏，枝叶扶疏，亭亭如车盖，又可庇荫百十人矣。"北宋王安石有诗云："岁老根弥壮，阳骄叶更阴。"历经五千年风雨沧桑的中医必将伴随着中华民族和中华传统文化的全面复兴而重新焕发绚丽光彩。大风泱泱，大潮滂滂，海派中医，以其"海纳百川、有容乃大"的气魄，亦必将站在时代潮流的浪尖尽展英姿，再领风骚。钱穆先生曾说："任何一国之国民，尤其是自称知识在水平线以上之国民，对其本国已往历史应该略有所知。所谓对其本国已往历史略有所知者，尤必附随一种对其本国已往历史之温情与敬意。"值兹"海上医事——近代上海中医文化"即将付梓之际，乃握管濡毫，书是序以弁简端。

王 键

戊戌年立冬时节于少默轩

医疗卫生是与民生息息相关的事业，其发展不仅有赖于社会经济、文化的水平，更可映射出这一时期的社会文明程度，而传统中医更是与中国社会及人文精神密切相关。

　　上海自开埠以来，迅速成为近代中国的商业、工业、金融中心。在经济、文化繁荣兴旺的同时，也带来了医疗卫生事业的昌盛。这一时期的上海，吸引了周边乃至全国各地的中医名家长期驻足，成为中医药文化发展和传播的重要地区。但近代西风东渐的社会环境下，中医始终面临着生存危机，在得不到国家政策、财力等支持的情况下，上海中医界在积极抗争救亡的同时，吸取西方医学的科学思想，通过兴办中医学校、创办中医社团、发行医学报刊、编写学校教材来培养中医人才，并借鉴西方医学先进的科学理念，积极开办医院、建造药厂、创办中医书局来促进当时的中医药事业发展。因此，尽管近代中医药发展在政策上受到了压制，但是在当时的上海地区，中医药事业发展还是呈现出了百家争鸣、百花齐放的繁荣局面，成为近代中医药学术发展的中心。

　　近代的上海，由于地域、经济、人才等方面的优势，始终引领着中医药学术和文化发展方向，而上海中医界善于兼容并蓄，具有勇于扬弃、开拓创新的汇通新思想，逐渐形成了具有多元文化背景、海纳百川的海上中医现象，即后人所称的"海派中医"。

"海上医事——近代上海中医文化"丛书通过对近代，特别是民国时期上海医政医事、医家传略、名家医案、医家传薪讲稿、民国医刊、医家遗墨、医林闻趣、药肆与药厂等方面的重温和描述，试图从多个角度向读者展示近代上海中医药学术和文化特色，使读者在阅读后既能了解近代上海中医药发展的历史，又能领略多姿多彩的海派中医文化现象。

本套丛书分为十册，分别为：《医政医事》《名医传芳》《名家方案》《讲稿选萃》《医刊辑录》《医家遗墨》《医林闻趣》《药肆文化》《医事广告》《医学交流》。每册书中适当配以图像资料，以增加内容阅读的生动性和有趣性，使阅读群体不仅仅局限于中医专业人士，更有广泛的受众。

丛书编撰过程中，在收集具有代表性的近代中医政策、中医事件、中医代表人物生平事迹时，尽量将一些目前正在研究但尚未报道或报道较少、鲜为人知的中医人、中医事及医家遗作遗墨等收录丛书，以充分展示近代上海中医药发展的历史脉络及中医药人文特色。

编　者

2018 年 4 月

编写说明

随着时代的推进，晚清民国时期的书籍与笔墨逐渐成为今日的新古籍文献，喜好收藏与研究者也日益增多。本书收集了近代上海医家的手书墨迹，共分为五个部分。

第一部分，为临诊处方。晚清医家处方既有治疗经验的记载，又可作为书法欣赏。进入民国，医家方笺则又增加了一些处方规范，多数医笺印上抬头、行医地址、时间、医嘱、门生、患者信息等。有些医家方笺格式甚至类似现代病历，如祝味菊方笺；有些方笺上还印有医生头衔与著作介绍，如陈存仁方笺。方笺上的处方可能由医生本人手写，也有可能由门人代写，于是同一医家的方笺处方字迹会多种多样，如现在保存的程门雪、丁济万、徐小圃等方笺，有一些为门人代写。本书尽量选择医家本人书写的处方笺。

第二部分，为手书序文。民国刊行的医书中，有许多医家撰写序言以介绍该书与作者，但保留医家笔迹的序文并不算多，这些弥足珍贵的序文兼具学术意味与文化色彩。国学大师章太炎先生，擅书法，且喜研医理，在中医研究与中医教育等问题上有颇多论著，被今人誉为近代中医史上的学问家、革新家和教育家。在卢敬之《脉学指南》与陈存仁《中国药学大辞典》序言中，章氏鲜明地提出了自己的医学观点，发人深省。年轻医家秦伯未，

20 岁左右即以书画闻名，与许半龙均为名医丁甘仁的得意门生。许半龙《中国外科学大纲》一书三篇序言均为手书，第一是丁师甘仁的亲题序言，第二是同学兼诗友秦伯未之序，第三是许氏自题之序，这在当时的医书中确属罕见，书中不仅保留了丁、秦、许三人的笔墨，也传达出师生、朋友之间的情谊。

第三部分，为手稿与抄本。医家忙于诊务，闲暇之时最常书写的便是医案，如实记录诊疗过程，品评得失，总结经验。如伤寒医家张骧云记录自己的膏方医案，数年如此，积成多册。本书所收手稿以医案著作为多。此外，也有一些医学研究论著。如叶劲秋在 1930 年代刊行了多部中医学术研究与科普著作，《神农本草经之主治分析》为其未刊稿本。又如巢念修倾心于医林史料与医书收藏，对于所收医书，常常手书题记，对于购买不得的医书，则手抄誊录，其中有一些医籍罕见流传，成为今日的珍惜抄本。

第四部分，为题署与题词。民国时期，出版业发达，医书与医学刊物大量刊行，而医家中不乏既有医名又擅于书法者，他们或为同行题署书名，或为之题写贺词。医界前辈如谢利恒、王仲奇、陈无咎等，年轻医家如陆渊雷、许半龙、秦伯未等，留下墨迹尤多。更有一些医药书刊如《京药集成》《国医导报》等，广泛征集名家题词，展现所受到的业界褒扬。这些丰富的题词，见证了近代中医药事业的发展与文化的传播。

第五部分，为书法与画作。近代医家有不少由儒而医者，喜好金石书画，在医学之外，还给后世留下了艺术作品。由于时间有限，本书仅收录了七位医家的部分书画作品，然而这些作品已然显现出作者身上保留着的传统人文情怀，传递出那份恬淡与仁爱的精神气息。

本书在每个部分的编写上，兼顾医家生卒年代与作品年代，以时间先后为顺序。

　　本书在编写过程中，得到了上海中医药大学图书馆、上海中医药博物馆、浙江新昌天姥中医博物馆的支持，有部分医家手迹尚属第一次刊印，特此致谢。

　　希望本书能为有兴趣于近代医疗文化与医学史读者提供参考。出于编者学识与能力所限，书中不当之处在所难免，敬请读者加以指正。

朱　音

2019 年 11 月

目录

书法与画作 —— 149

临诊方笺

何鸿舫方笺

何鸿舫（1821—1889），何氏世医第二十四代传人，自幼传承家学，工于书法，于晚清时期望重一时，乃至民国，还有人搜买其方笺。以下方笺，择录何时希《何鸿舫先生手书方笺册》中何氏不同时期的处方（图1～图7）。医家程门雪曾在其中几张方笺上题字称赞何氏字体颇似唐代书法家李北海。

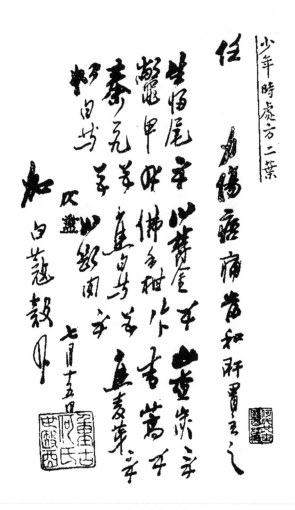

图1 何鸿舫方笺（一）

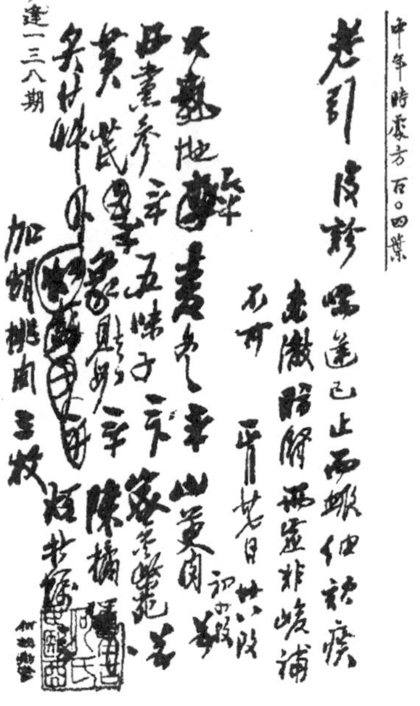

图2　何鸿舫方笺（二）

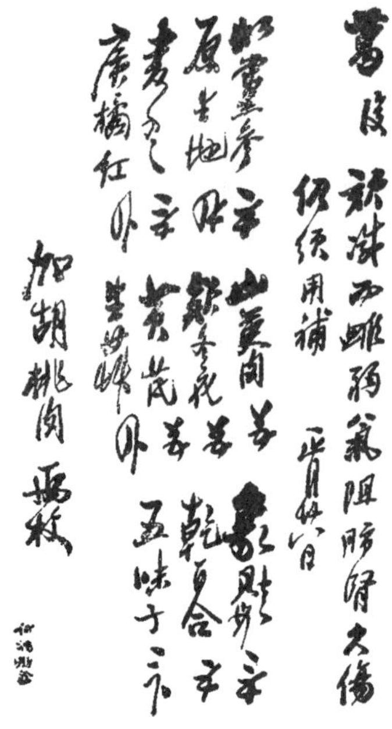

图3　何鸿舫方笺（三）

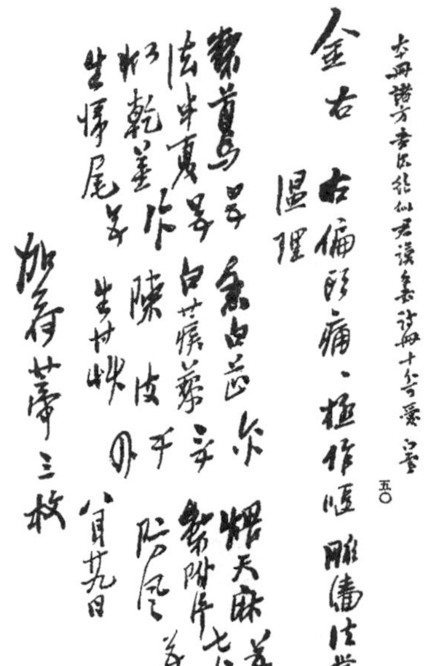

图4　何鸿舫方笺（四）

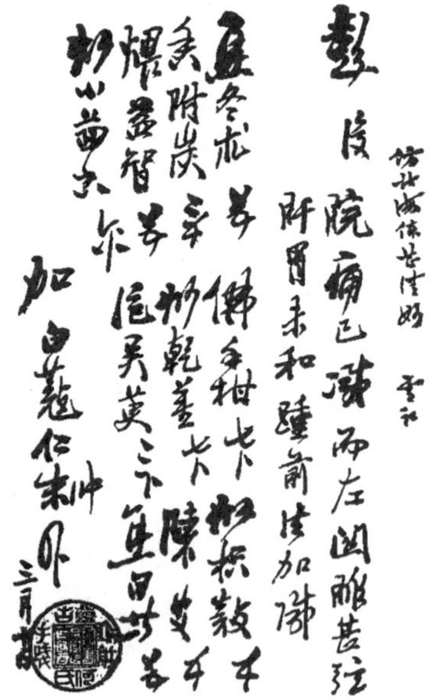

图5　何鸿舫方笺（五）

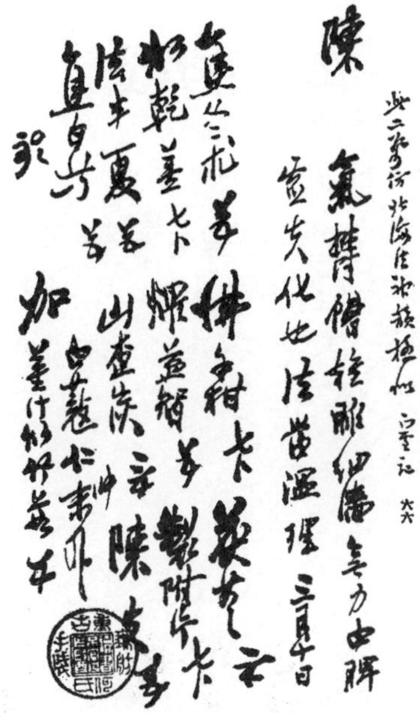

图 6　何鸿舫方笺（六）

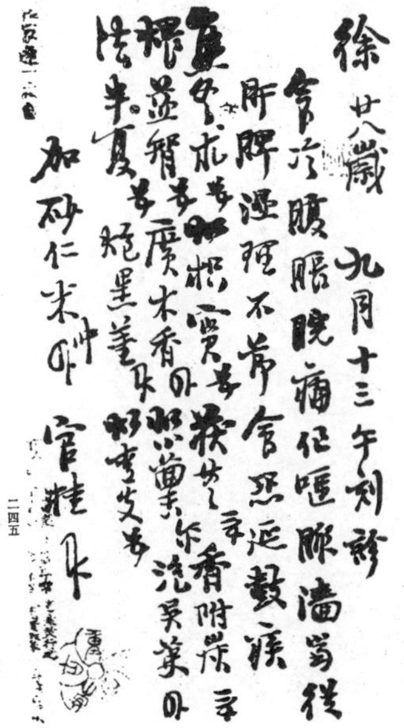

图 7　何鸿舫方笺（七）

陈莲舫方笺

陈莲舫（1837—1914），出生于青浦中医世家，为第十九代传人，晚清御医。陈氏医案被广为传抄刊行，但其处方笔墨较为罕见。此方笺为林乾良《中国古今名医处方真迹集珍》所收录（图8），笺上有"戊戌徵士"印。戊戌（1898）年，陈莲舫应召入宫为光绪皇帝治虚劳之疾，获显效而充御医，此后便有徵君、徵士之称。

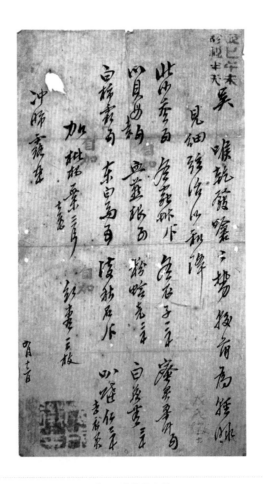

图8 陈莲舫方笺

赖元福方笺

赖元福（1849—1909），字嵩兰，青浦名医，与陈莲舫齐名，人称"陈赖"。赖氏方笺有多页留存，收入馆藏（图9～图11），如上海中医药大学图书馆收藏的《赖松南处方》收录了赖氏60张方笺。

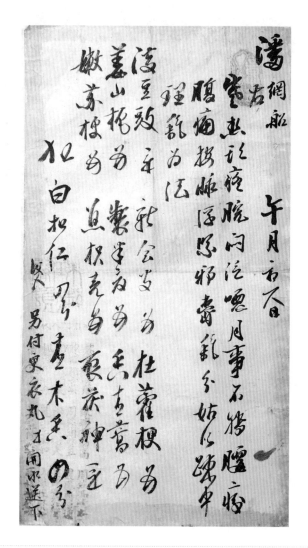

图9　赖元福方笺（一）（上海中医药大学图书馆藏）

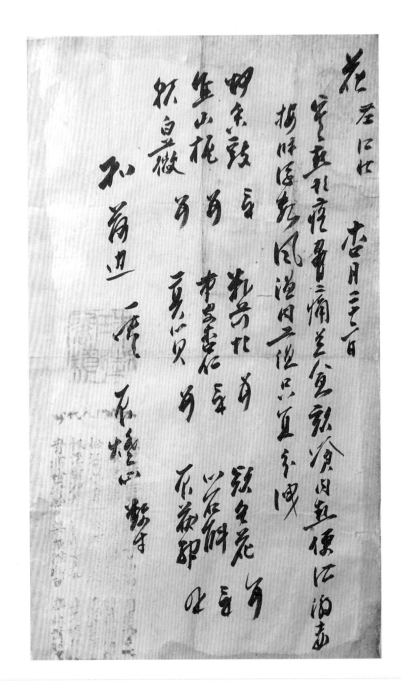

图 10　赖元福方笺（二）（上海中医药大学图书馆藏）

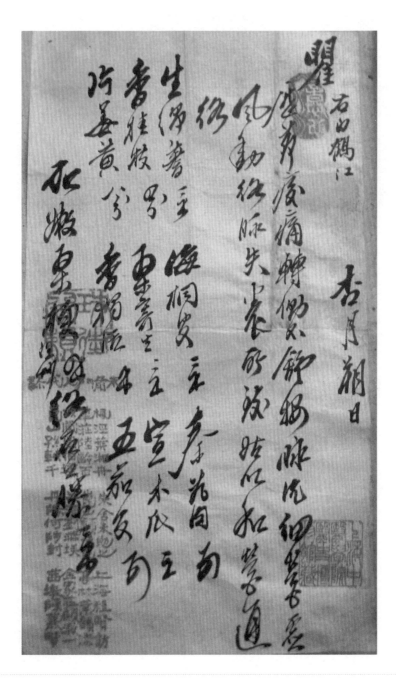

图11 赖元福方笺（三）（上海中医药博物馆藏）

张骧云方笺

　　张骧云（1855—1925），上海张氏世医第九代传人，医术佳而诊金低，求诊者络绎不绝，中年耳聋，妇孺皆知"张聋聋"医名。前两图为张氏中晚年的处方，时间在1893—1925年间（图12）。后一图为张氏晚年膏方处方，时值乙丑（1925）年（图13）。

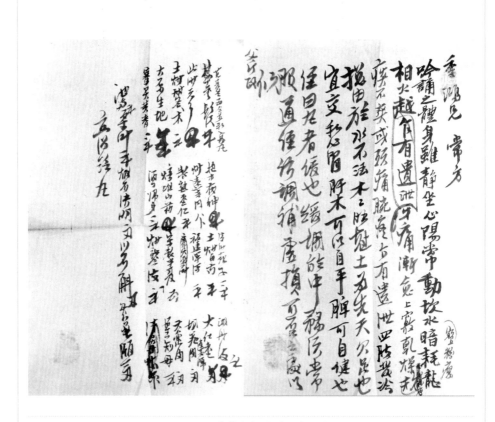

图12　张聋聋（骧云）中晚年方笺

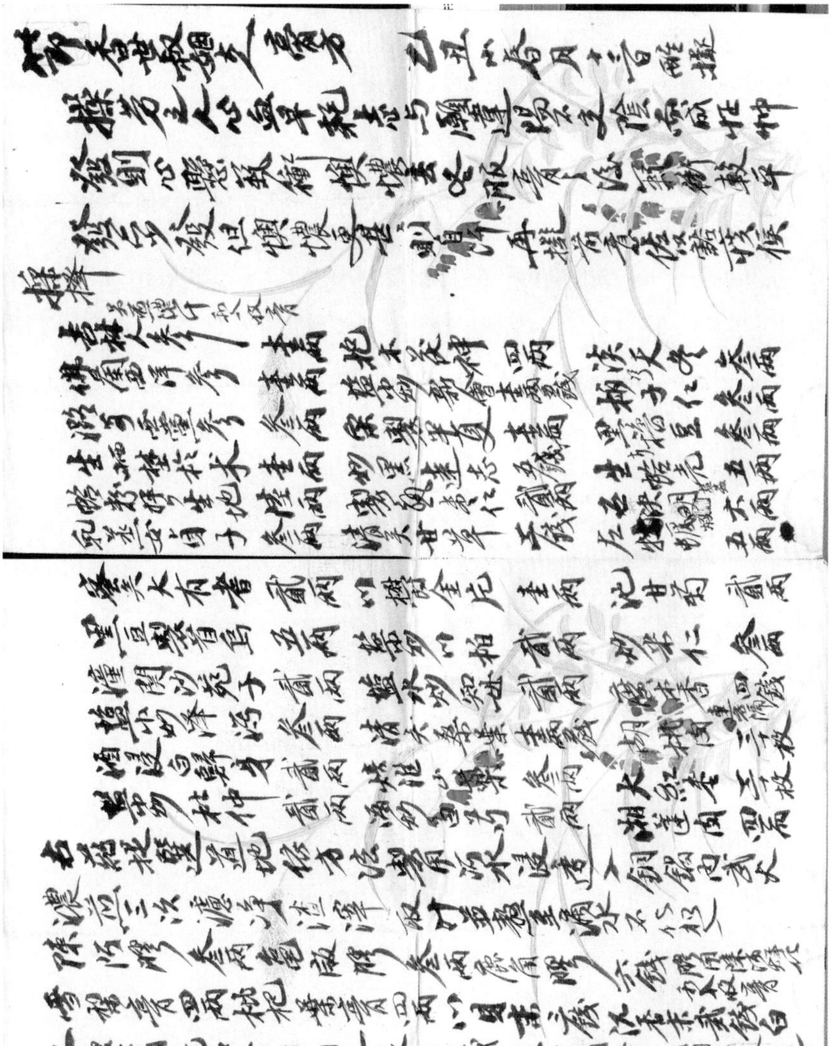

图 13 张骧云晚年膏方笺

丁甘仁方笺

丁甘仁（1865—1926），江苏武进人，为孟河医派之集大成者。1889年到上海行医，创办上海中医专门学校，在中医教育史上颇有影响。丁氏门人众多，世有"丁派"之称。子孙辈继承其业的，尤以次子丁仲英、长孙丁济万名声显著。

第一张方笺印有时间、医室地址、开诊时间等，形成一定的方笺格式（图14），由"三男涵人、长孙济万襄诊"。丁甘仁初到上海时，医室设于四马路西中和里，1912年搬迁至白克路人和里珊家园，原医室留给次子丁仲英。此方上的地址是"白克路人和里"，所以这时应在1912年之后了。

第二张方笺形式较为古朴，仅由"次子丁仲英侍诊"，因此这张处方笺应在1912年之前（图15）。

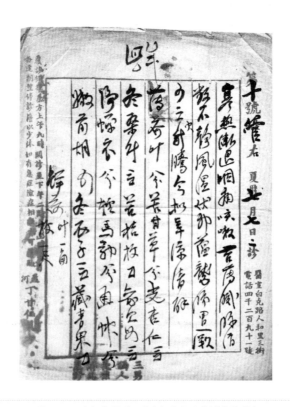

图14　丁甘仁方笺（一）（上海中医药博物馆藏）

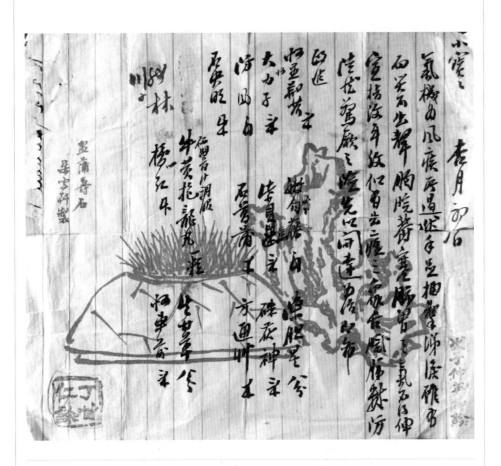

图15 丁甘仁方笺（二）（新昌天姥中医博物馆藏）

丁济万方笺

丁济万（1903—1963），丁甘仁长孙。接管祖父丁甘仁创办的上海中医专门学校，并改校名为"上海中医学院"。丁氏不仅在医学上很有才华，同时也很擅长处理社会关系，与政界、社团关系密切。此方为丁氏为林屋山人步章五诊病处方（图16）。步章五，苏州人，曾为袁世凯幕僚，青帮中"大"字辈人物，后定居上海，行医为业，创办《大报》。此方所有笺纸即"大报馆用笺"。

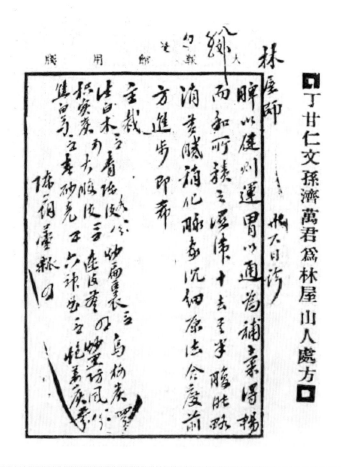

图 16　丁济万为林屋山人处方（《上海画报》，1927 年）

张山雷方笺

张山雷（1873—1934），江苏嘉定（今属上海）人，在沪行医近十年，与河北张锡纯、慈溪张生甫有"名医三张"之誉。1920年，应聘任浙江兰溪中医专门学校教务主任，执教十五年。此方笺原刊于林乾良先生《中国古今名医处方真迹集珍》（图17）。

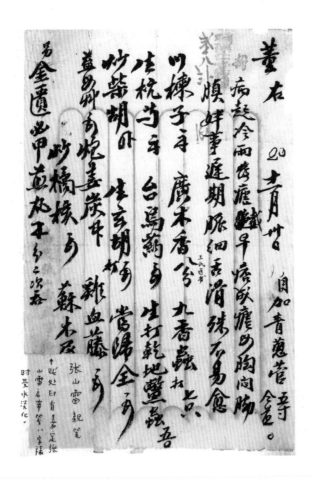

图17　嘉定张山雷方笺

陈筱宝方笺

陈筱宝（1873—1937），字丽生。陈氏妇科创始人，子盘根、大年，继承其业。陈氏方笺较为罕见，仅有少量处方被收藏。此处方由"长子盘根侍诊"，左下角钤印"陈氏丽生"，右下角的地址已经淡化（图18）。

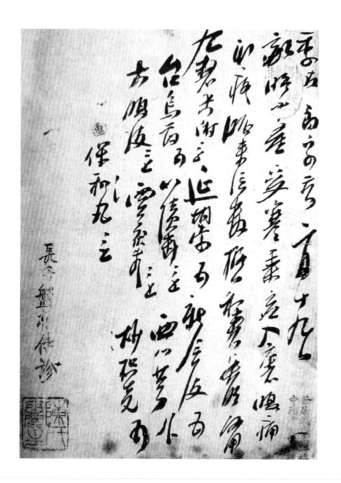

图18　陈筱宝方笺（上海中医药博物馆藏）

恽铁樵方笺

恽铁樵（1879—1935），别号黄山、冷风、药盦等，江苏武进人，原为商务印书馆编译员，主编《小说月报》，中年因子女染病伤寒夭折，于是钻研医术，于 1920 年开业行医，治疗伤寒温病与儿科疾病。第一张方笺印有"恽铁樵诊"及侍诊者、诊室地址，只是字迹淡化不清（图 19）。第二张方笺原刊于林乾良先生《中国古今名医处方真迹集珍》，诊室、受业学生、开诊时间与诊金等字迹都十分清晰（图 20）。

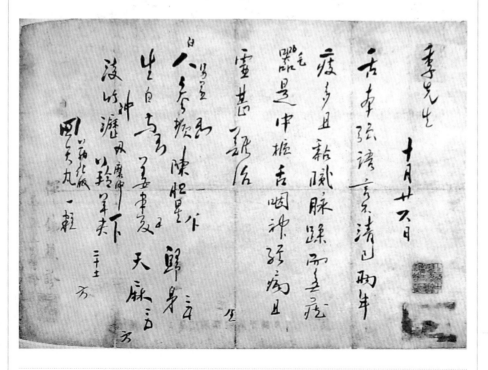

图 19　恽铁樵方笺（一）（上海中医药博物馆藏）

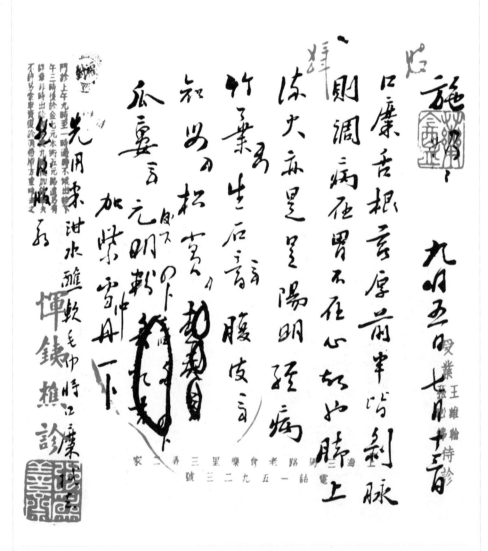

图20 恽铁樵方笺（二）

陆士谔方笺

　　陆士谔（1878—1944），江苏青浦（今属上海）人。陆氏不仅是一位名医，还是一位小说家，一生创作武侠、历史、言情、社会各种小说百余部。在其小说《新中国》提到了上海浦东举办"万国博览会"与修建跨江隧道等的梦想。1924年，陆氏为躲避战争，迁至上海，借上海图书馆之地开设门诊。第二年，医室迁至英租界跑马厅汕头路23号。1933年，迁至公共租界中央区汕头路82号。

　　第一张方笺上，行医地址在"跑马厅汕头路廿三号"，处方时间是民国二十一年（1932），由长子陆清洁与门人侍诊（图21）。

　　第二、第三张方笺为陆清洁给王兆翁的膏方开路方及调补膏方（图22、图23），时在民国二十六（1937）年，诊室移至"汕头路八二号"，由幼子陆清源及门人侍诊。

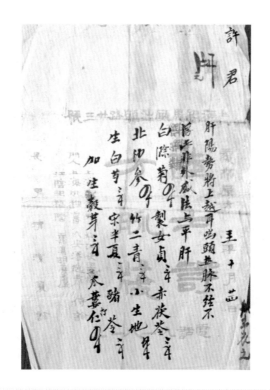

图21　陆士谔方笺（新昌天姥中医博物馆藏）

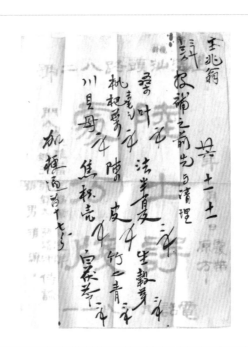

图 22　陆氏膏方开路方笺

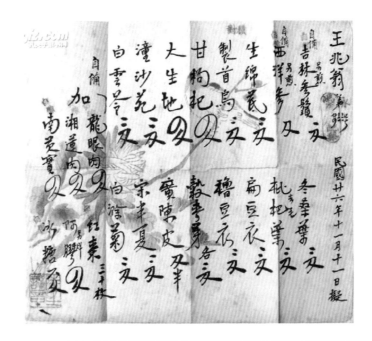

图 23　陆氏膏方笺

谢利恒方笺

谢利恒（1880—1950），江苏武进人，祖父葆初为孟河名医。1911 年前后，供职于商务印书馆，编辑地理、医学图书。1917 年，与丁甘仁共创上海中医专门学校，任校长，设诊室于沪宁火车站西首北浙江路宁康里。1932 年，淞沪战争爆发，因原诊室靠近战场，交通堵塞，于是搬迁诊室，暂居卡德路西首爱文义路张家宅诚意里陈公馆内。同年 6 月，迁至派克路 125 弄梅福里 20 号。

第一张方笺为"元月十四日"处方，左边注有"送爱文义路平和里九号陈寓后门楼下后厢房"，根据地址来看，这时很有可能是 1932 年（图 24）。第二张方笺刊登于《长寿》报（上海 1932），为民国己巳（1929）年处方（图 25）。

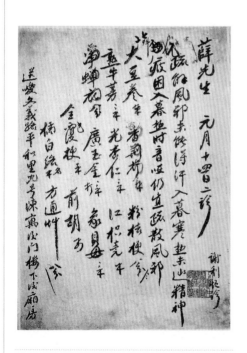

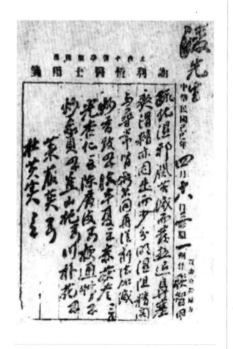

图 24　谢利恒方笺（一）（上海中医药博物馆藏）　　图 25　谢利恒方笺（二）（《长寿》，1932 年）

殷受田方笺

殷受田（1881—1932），江苏吴县人（今属苏州），出身于中医世家，为儿科医生。与夏应堂共同发起成立中国红十字会沪城分会，担任副会长。

第一张方笺右下角印有殷受田医寓地址"城隍庙西侯浜南口留馀坊内"。这个地址直至殷氏逝世，其子殷震一仍在其间设诊（图26）。第二张方笺刊登于《长寿》报（上海1932），此时殷氏已逝世一年，因此题名"上海已故名医殷受田先生之处方"（图27）。

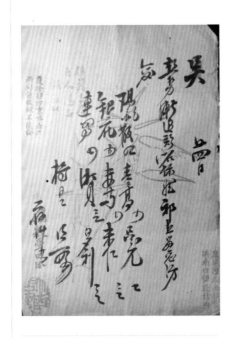

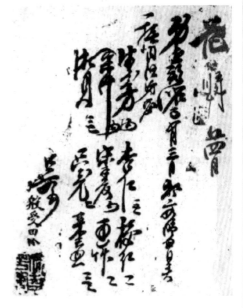

图 26　殷受田方笺（一）　　　　　图 27　殷受田方笺（二）（《长寿》，1933 年）

王仲奇方笺

王仲奇（1881—1945），安徽歙县人。曾祖学健、父养涵为均新安医界名家。1923年，迁居上海，设诊室于爱多亚路882号，1927年迁寓嵩山路振平里20号。1934年前后，迁诊室至恺自迩路建安里。王氏自称为"古歙一畸人"，诊室称为"畸庐"。子王樾亭、长女蕙娱、次女燕娱均继承其业。

王仲奇方笺大多出自亲笔，玉版笺、松烟墨、朱砂印，为人珍视，还曾受到书画家黄宾虹的称赞。其方笺留存者较多，有馆藏，也有私藏。这是两张不同时期的方笺。第一张方笺为私人收藏（图28）目前留存者以第二张方笺的格式较为常见，右上角印有葫芦形印章，朱文"古歙一畸人"，左下角钤有姓名章"王氏仲奇"或"仲奇"。（此处方择自《王仲奇为吴秉森处方集》一页）（图29）。

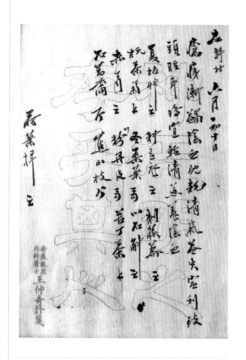

图28　王仲奇方笺（一）

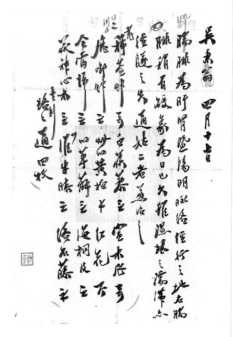

图29　王氏仲奇方笺（二）（上海中医药大学图书馆藏）

陈无咎方笺

陈无咎（1884—1948），浙江义乌人。曾入同盟会，追随孙中山，投身军政。中年定居上海，退出政界，行医鬻字，创办上海丹溪大学，研究中医及中国传统文化。1929年，陈氏《黄溪大案》一书刊行，内附处方原迹，本篇第一张方笺即出自此书（图30）。第二张方笺刊登于《长寿（上海1932）》报，抬头有"黄溪陈无咎处方"字样，显然是陈氏的专用笺纸（图31）。

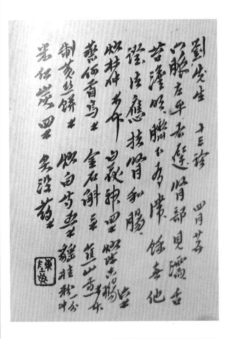

图30 陈无咎方笺（一）（《黄溪大案》丹溪医学社印，1929年）

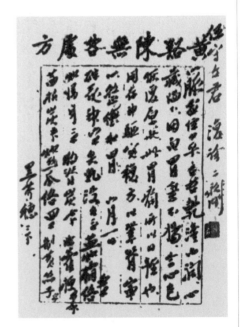

图31 陈无咎方笺（二）（《长寿》，1933年）

祝味菊方笺

祝味菊（1884—1951），祖籍浙江绍兴，生长于四川，陆军军医学堂毕业，供职于成都官立医院。40岁左右移居上海，在法租界、公共租界开设中医诊室，几经搬迁，于1927年定于法租界霞飞路嵩山路振平里23号，协助朱少坡等开办上海景和医科大学。祝氏提倡中西医汇通，不仅在医学理论上进行探讨，还曾在1939年与留美西医梅卓生博士、德国人兰纳博士合作开办中西医联合会诊所。

第一张方笺与其余两张风格迥异，处方形式传统，以毛笔书写，上下各有一枚印章，"达善堂回""祝味菊印"，并无专用处方笺格式，可能为祝氏早期处方（图32）。第二、第三张处方，是祝味菊在1948、1950年给"谢夫人"的处方，上有于右任所题"祝味菊医士处方笺"，右侧为诊所地址"法租界八仙桥西金陵中路嵩山路口振平里廿三号"，下有处方时间，中间处方分录"姓名""性别""年龄""住址""症状""病理""病名""治法""处方"，并以钢笔字填写，接近现代病历的书写形式（图33、图34）。

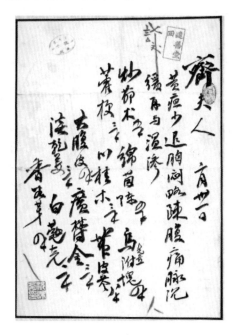

图32 祝味菊处方笺（一）

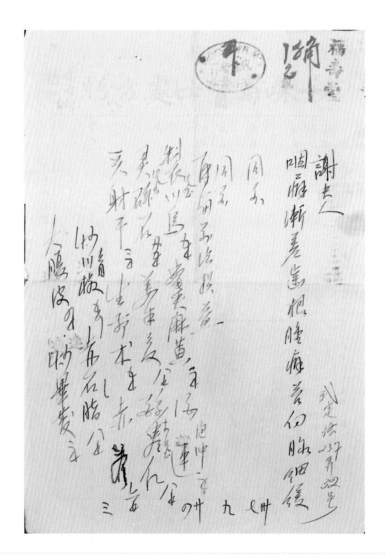

图 33 祝味菊处方笺（二）（新昌天姥中医博物馆藏）

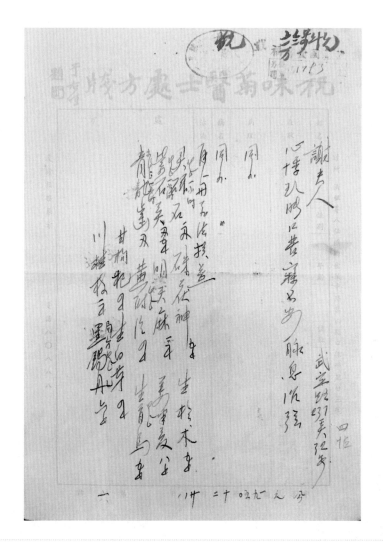

图34 祝味菊处方笺（三）

徐小圃方笺

徐小圃（1887—1961），江苏宝山（今属上海）人。出生于世医之家，专门从事儿科。原设诊于乍浦路，1919 年迁至西武昌路春晖里。

第一张处方笺，原刊于俞尔科先生《近代海上名医方案存真》，是徐小圃为管姓女孩诊治乳蛾（扁桃体肿大）的处方，左侧有诊室地址"西武昌路春晖里"及"胞侄杏孙侍诊"字样。徐杏孙跟随徐小圃侍诊十余年，于 1928 年独立开业行医。此方在 1919～1928 年间。然而此处方字迹与下面第二张方笺似有不同，可能是门人所书也未可知（图 35）。程门雪先生曾提道："目中所见近代名医书法佳者，朱少坡先生、范文虎先生、夏应堂先生、徐小圃先生，但大都门人书方，本人亲笔极罕见之也。"

第二张处方笺，刊登于 1933 年的《长寿》报（上海 1932），是徐小圃为朱姓小儿诊治外感发热的处方，以生麻黄、大力子、葶苈子等宣肺泄热，代表了徐氏儿科的独到用药经验（图 36）。

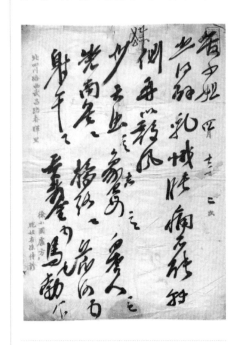 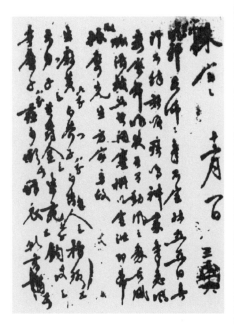

图 35　徐小圃处方笺（一）　　　　　图 36　徐小圃方笺（二）（《长寿》，1933 年）

顾筱岩方笺

顾筱岩（1892—1968），上海浦东人，生于疡医世家。1912 年，顾氏在浦东其兄开设的益生春药号应诊。1925 年，在南市新码头内小桥头敦安里开设诊所，以治疗疔疮乳痈成名。1938 年，迁至福煦路，求诊者每日数百。顾氏治疗外科疾病，外治内服兼用。后人将其民国时期处方汇集一册，于 1980 年影印成书《顾筱岩方笺存真》（图 37）。

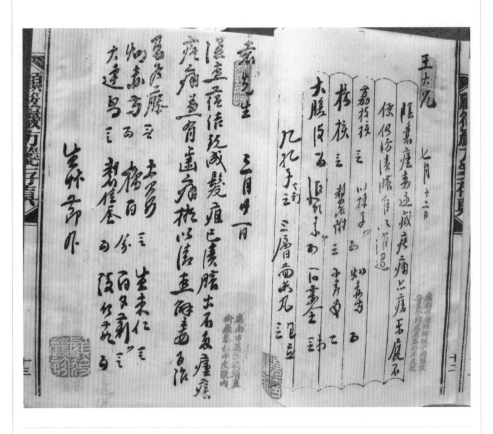

图 37　顾氏方笺（《顾筱岩方笺存真》）

葛养民方笺

葛养民（1892—1973），江苏嘉定（今属上海）人。早年曾在南市万竹小学执教，同时师从沪上名医金百川。1920年设诊所于西门外省教育会对过光裕里，治疗内妇儿科疾病。1924年，迁至小西门尚文路。1926年，迁至西门蓬莱路普育里。葛氏钻研医术，屡起沉疴，逐渐成为上海著名女医。1931年，被聘为中央国医馆理事，增设北诊所于南京路山西路中和大厦318号。1939年，葛氏诊所迁至法租界辣斐德路南首马斯南路（后更名为思南路）。这张方笺字体娟秀，上有"中央国医馆理事葛养民中医师方笺"，左侧注明诊室地址"复兴中路南首思南路五十七号"，处方书写时间约在1946—1949年间（图38）。

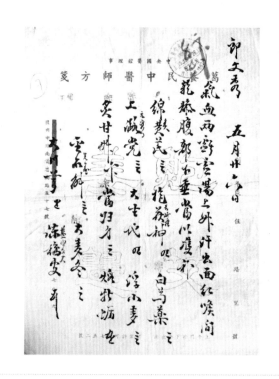

图38 葛养民方笺（新昌天姥中医博物馆藏）

陆渊雷方笺

陆渊雷（1894—1955），名彭年，江苏川沙（今属上海）人。毕业于师范学校，在暨南等大学执教。1925 年，拜师恽铁樵，并协办医学函授学校。同时又执教于上海多所中医院校，主讲《伤寒论》《金匮要略》等经典，兼采中西医学，力图汇通。1932 年，设门诊于牯岭路人安里。

这四张方笺是陆渊雷给"姜先生"治疗伤寒病的处方，两日一诊，病情逐渐缓解（图 39～图 42）。

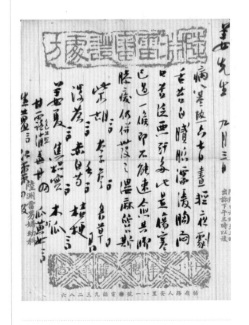

图 39　陆渊雷诊治姜氏方笺（一）

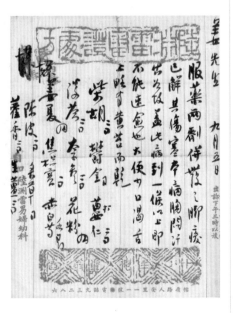

图 40　陆渊雷诊治姜氏方笺（二）

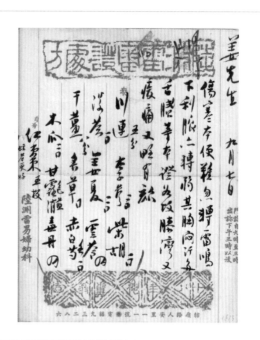

图 41　陆渊雷诊治姜氏方笺（三）

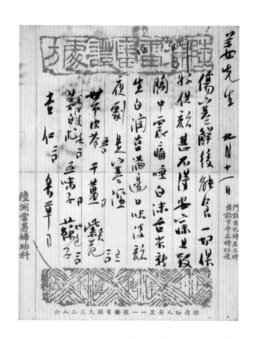

图 42　陆渊雷诊治姜氏方笺（四）

严苍山方笺

　　严苍山（1898—1968），浙江宁海人。初习医于乡梓，后毕业于上海中医专门学校。从师丁甘仁，深得其传。1924年起任职于上海四明医院，开展急性热病中医住院治疗。1929年，在蒲柏路（今太仓路）开设门诊，创办家庭医药顾问社。后与秦伯未、王一仁、章次公、许半龙等创办中国医学院，又任教于新中国医学院。

　　第一张方笺原刊登于张文勇先生《上海中医药文化史》，是民国时期严苍山在联义善会施诊的处方（图43）。第二张方笺是1950年代初严氏在太仓路诊室的专用方笺，右侧分录"姓名""职业""性别""籍贯""年龄""体温""已/未婚""住址"，以及诊治时间（图44）。这个时段的方笺书写，严氏时而使用钢笔，时而使用毛笔，尤其是膏方处方，多使用毛笔书写。

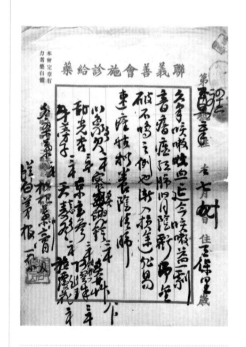

图43　严苍山方笺（一）

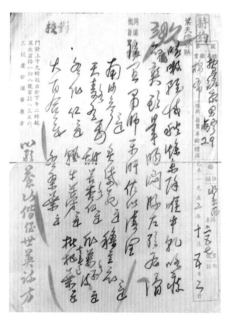

图44　严苍山方笺（二）（新昌天姥中医博物馆藏）

秦伯未方笺

秦伯未（1901—1970），上海人，生于儒医世家。早年就读于上海中医专门学校，从师丁甘仁。1930年代，设诊室于小西门口尚文路和德坊。1934年，举家迁往南车站路地方厅对面普益里。1940年代，又设诊所于法租界振平里。秦氏在诊余，从事执教，勤于著述，潜心研究《内经》数十年。

这是秦伯未给倪家小姐诊治的方笺，多页方笺集成一册，为《秦伯未先生处方真迹》。第一张是秦氏在"南车站路地方厅对面普益里"诊所的专用处方（图45），第二张为秦氏在浦东同乡会中医诊疗所的方笺（图46）。

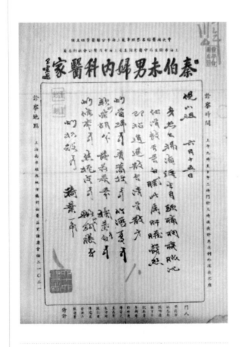

图45　秦伯未方笺（一）（新昌天姥中医博物馆藏）

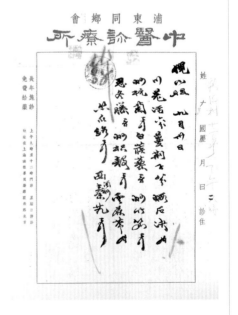

图46　秦伯未方笺（二）（新昌天姥中医博物馆藏）

程门雪方笺

程门雪（1902—1972），江西婺源人。少年至沪，投皖南名医汪莲石门下，后从丁甘仁为师，以优异成绩首届毕业于上海中医专科学校，之后留校任教。曾任教务长兼沪南广益中医院医务主任，后设诊所于上海西门路宝安坊。程氏喜诗文、书法、金石，其30岁时的魏碑书法被已当时世人视为珍宝。

前两张方笺均为程门雪在上海西门路宝安坊的处方，一钤"新安程门雪处方之印"，一印"程氏门雪"（图47、图48）。后两张方笺原刊于何时希先生《程门雪诗书画集》（图49、图50）。

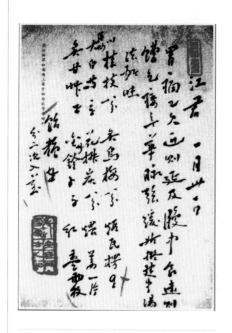

图47 程门雪方笺（一）

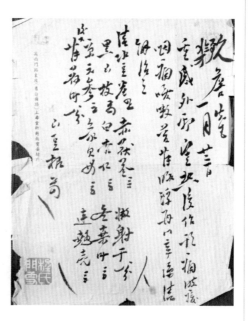

图48 程门雪方笺（二）（新昌天姥中医博物馆藏）

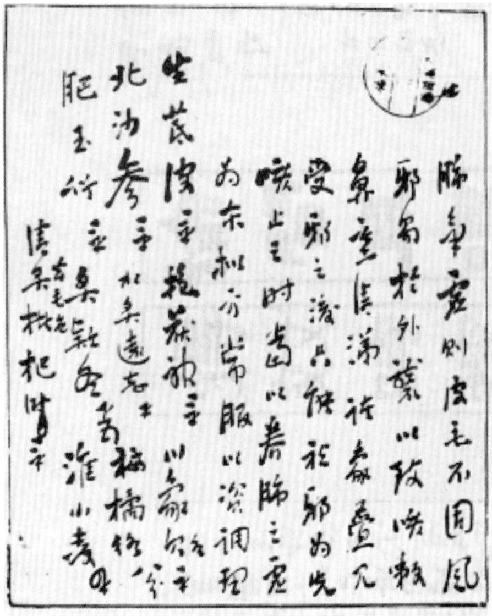

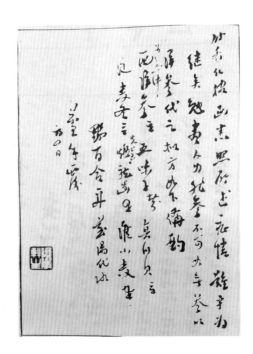

图49　程门雪方笺（三）

图50　程门雪方笺（四）

章次公方笺

　　章次公（1903—1959），江苏丹徒人。1925 年于上海中医专门学校毕业，师从丁甘仁、曹颖甫。热心医学教育事业，与同道共同创办中国医学院、上海国医学院，任教于多所中医院校。开业行医后，在世界红卍字会医院施诊近十年，救济贫病。1937 年左右，设诊所于徐家汇路菜市路口荣仁里，诊金低廉，照顾贫苦，有"贫民医生"之誉。章氏广泛涉猎文、史、哲、医等各种学问，唯在书法上，不多做留意。此方笺为章氏菜市路口荣仁里诊所的处方，案语文笔简练质朴，以正楷书写，字体如郑孝胥体，毕工毕正，一丝不苟，没有丝毫潦草（图 51）。

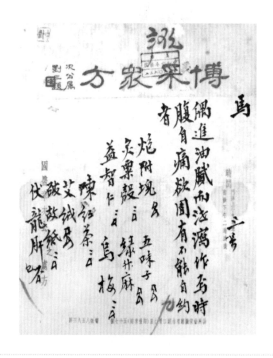

图 51　章次公方笺（新昌天姥中医博物馆藏）

陈存仁方笺

　　陈存仁（1908—1990），生于上海老城厢，遵父命而学医。1928 年于上海中医专门学校毕业，师从丁甘仁、丁仲英，设诊于南京路山东路口，同时主笔《康健报》。1931 年，迁至宁波路慈安里。1940 年，上海国医研究所及门诊部成立，位于马霍路威海卫路转角，陈存仁担任所长，直至 1949 年赴港。陈氏长于笔墨，业余消遣，以著述医书为主。这张方笺写于 1943 年，笺纸上方注明了自己的得意之作《中国药学大辞典》，此书在民国时期可算是影响最大的中药工具书了（图 52）。

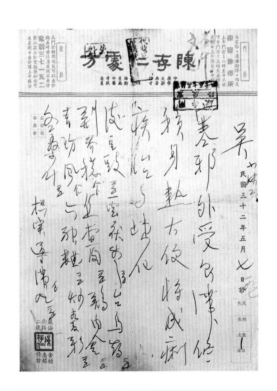

图 52　陈存仁方笺（新昌天姥中医博物馆藏）

手书序文

诸医家序《中国外科学大纲》

《中国外科学大纲》，许半龙著，1926 年初刊，上海千顷堂发行。后经秦伯未校阅，由中医书局再次刊行。本书为许氏外科施证心得，分上下两卷，上卷总论解剖、病理、诊断与治疗，下卷分论痈、疽、疔疮、流注、跗骨疽等症治。（图 53～图 55）。

书内三篇序言均为手书。第一篇是老师丁甘仁的亲题序言。丁甘仁为上海中医专门学校的创办人。丁氏在序言中对学生许半龙称赞有加，寄予厚望。第二篇是同学兼诗友秦伯未之序。秦与许是同窗，1924 年一起毕业于上海中医专门学校，均为丁氏门人，与程门雪时常分题斗韵，并称为"丁门三才"。秦序中谈及许氏之性情，沉默寡言，却喜吟诗词，好饮酒，志存高洁。第三篇是许氏自题之序，介绍自己的经历与此书的编写情况。这三篇序言不仅保留了丁、秦、许三人的笔墨，也传达出师生、朋友之间的情谊，实属可贵，这在民国医籍中也属难得。

许半龙（1898—1939），又名观曾，字盥孚。江苏吴江（今属苏州）人。早年跟从舅父学习陈氏外科医学，1920 年入上海中医专门学校求学，师从丁甘仁，颇受器重，任广益中医院外科主任。上海中国医院院创始人之一，也是南社成员。

·丁甘仁序·

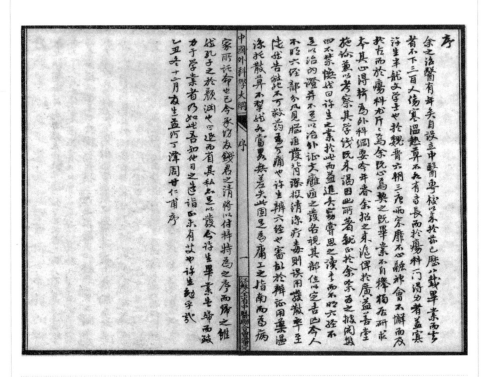

图 53　丁甘仁《中国外科学大纲》序文

余之治医有年矣，自设立中医专校以来，于兹已历八载，毕业而去者不下三百人。伤寒、温热莫不各有专长，而于疡科一门得力者盖寡。许生半龙，文学士也。于魏晋六朝、三唐两宋，靡不心融神会，不懈而及于古，而于疡科尤斤斤焉，余既心焉契之。既毕业不自释，独居研求，本其心得，辑为《外科纲要》。今年春，余招之来沪，俾于广益善堂施诊，兼以考察其学识。既来谒，因出所著就正于余，余为之批阅数四，不禁怃然曰：许生之业，于此而益进矣！窃尝思之，读书而不明六经，不足以治内证，并不足以治外证。夫痈疽之发，各视其部位以定吉凶。今人不明六经部分，凡见脑疽、发背，谬投清凉，疗毒则误用发散，率至陡然告毙，不可救药为可痛也。许生辨六经也审，故于辨证用药，温凉、托散，莫不犁然各当，略无差失。此固足为庸工之指南，而为病家所托命也已。今承坊友钱君之请，将以付梓，特为之序而归之。虽然，孔子之于颜渊也，曰：退而省其私，亦足以发。今许生毕业告归，而致力于学业者乃如此，吾知他日之造诣，正未有艾也。许生勉乎哉！

乙丑冬十二月友生孟河丁泽周甘仁甫序

·秦伯未序·

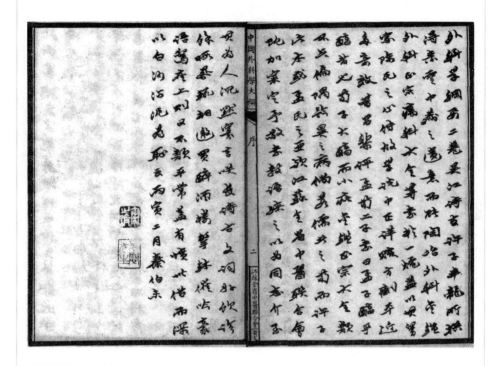

图 54　秦伯未《中国外科学大纲》序文

　　《外科学纲要》二卷，吴江诗友许子半龙所撰。得《素》《灵》《中藏》之遗意，而能陶冶《外科金鉴》《外科正宗》《疡科大全》等书于一炉，益以其舅家陈氏之心传，故学说中正详赅，方剂平近多奇效。昔昌黎评孟荀二子书曰：孟子，醇乎醇者也；荀子，大醇而小疵。《金鉴》《正宗》《大全》类，不无偏隅矜异之病，倘若儒者之荀；而许子此本，或孟氏之亚欤！江苏全省中医联合会既加审定，予敬书数语归之，以为同志。介至其为人，沉默寡言，笑长诗古文词，好饮。诊余暇暑辄相邀买醉，酒楼擎钵催吟，豪语惊座上，则又不类平常，盖有愤世俗而深以白沙沾泥为耻云。

丙寅二月秦伯未

· 许半龙序 ·

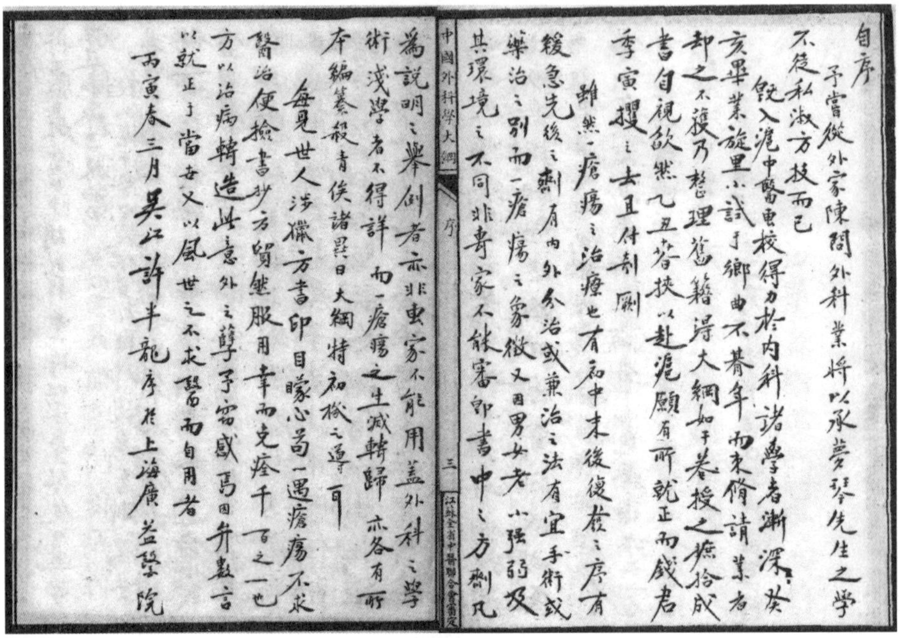
自序

予嘗從外家陳問外科業將以承夢琴先生之學不徒私淑方技而已

既入滬中醫專校得力於內科諸學者漸深癸亥畢業旋里小試于鄉曲不期年而束脩請業者卻之不獲乃整理舊籍得大綱如干卷授之摭拾成書自視欿然乙丑春挾以赴滬願有所就正而錢君季寅攫之去且付剞劂

雖然一瘡瘍之治療也有初中末後復發之序有緩急先後之劑有內外分治或兼治之法有宜手術或藥治之別而一瘡瘍之象徵又因男女老小強弱及其環境之不同非專家不能審即書中之方劑凡為說明之舉例者亦非專家不能用蓋外科之學術淺學者不得詳而一瘡瘍之生滅轉歸亦各有所本編纂殺青俟諸異日大綱特初機之導耳

每見世人涉獵方書印目矇心苟一遇瘡瘍不求醫治便撿書抄方貿然服用幸而克痊千百之一也方以治病轉造此意外之孽予竊感焉因弁數言以就正于當世又以諷世之不求醫而自用者

丙寅春三月吳江許半龍序於上海廣益醫院

图 55　许半龙《中国外科学大纲》序文

予尝从外家陈，问外科业，将以承梦琴先生之学，不徒私淑方技而已。

既入沪中医专校，得力于内科诸学者渐深。癸亥毕业，旋里小试于乡曲。不期年，而束脩请业者，却之不获，乃整理旧籍，得大纲如干卷，授之。摭拾成书，自视欿然。乙丑春，挟以赴沪，愿有所就正，而钱君季寅攫之去，且付剞劂。

虽然一疮疡之治疗也，有初中、末后、复发之序，有缓、急、先、后之剂，有内外分治或兼治之法，有宜手术或药治之别；而一疮疡之象征，又因男女、老小、强弱，及其环境之不同，非专家不能审。即书中之方剂，凡为说明之举例者，亦非专家不能用。盖外科之学术，浅学者不得详。而一疮疡之生灭、转归，亦各有所本。编纂杀青，俟诸异日。大纲，特初机之导耳。

每见世人涉猎方书，印目朦心，苟一遇疮疡，不求医治，便捡书抄方，贸然服用。幸而克痊，千百之一也。方以治病，转造此意外之孽，予窃感焉。因弁数言，以就正于当世，又以讽世之不求医而自用者。

丙寅春三月吴江许半龙序于上海广益医院

曹颖甫序《经方实验录》

曹颖甫（1866—1937），江苏江阴人。出生于书香门第，受父辈影响，少年时期即喜读医书。治举业，入南菁书院，曾随江阴教谕秦毓麒、经学大师黄以周学习经史文学，兼及医学，与金松岑、蒋维乔、丁福保等为同学。1905年，科举废除，曹氏深居简出，寄情于书画诗文，研习仲景之书，立志行医济世。不久，从游于江阴名医钱荣光。1919年，迁居上海，被丁甘仁聘为上海中医专门学校教员，主持上海同仁辅元堂诊务。1927年后，又担任上海中国医学院、上海新华艺术学院的教授。

曹颖甫在任教期间，曾主持诗社"微社"，秦伯未、许半龙、卢扶摇、章次公、徐宾环、罗锦心等均为入社弟子，著有多部诗文集。曹氏生平擅画墨梅。金松岑为曹氏诗集《气听斋诗钞》作序时，索其梅以为报。

曹颖甫一生致力于仲景学说研究，是近代经方大家。著有《伤寒发微》《金匮发微》等。《经方实验录》（图56）为曹氏学生姜佐景辑录其生平医案而成，所选医案由曹氏审阅、点评，还有大量师生之间的切磋琢磨、阐释解说。曹氏于1936年为本书作序（图57）。1937年，本书刊行于世。是年十二月，曹氏在江阴被日寇杀害。

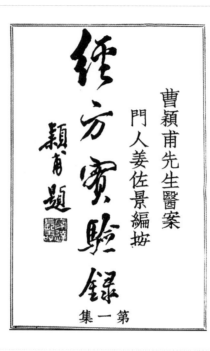

图 56　曹颖甫《经方实验录》

経方實驗錄序

　　（一）

　　（二）

（三）

（四）

（五）

（六）

問世丐序於予予笑謂姜生曰此
書一出其於予傷寒金匱發微
有光矣爰本平素趨重經方
顛末拉雜書之丙子立秋後二日江
陰曹家達序於上海寓齋

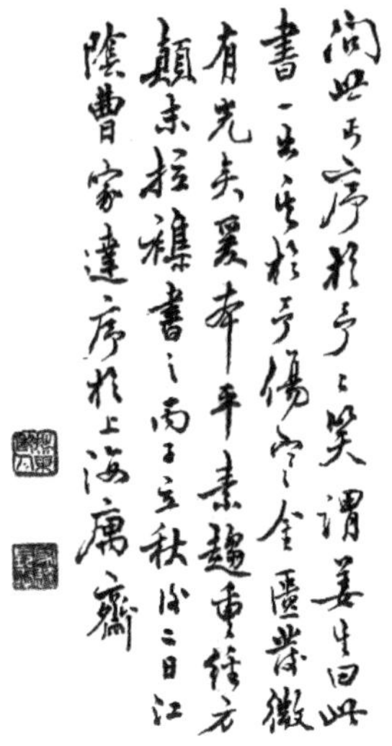

（七）

图 57　曹颖甫《经方实验录》序文（一）~（七）

予自髫年即喜读张隐庵《伤寒论注》，先君子见而慰之，以为读书之暇，倘得略通医理，是亦济世之一术也。

年十六，会先君子病洞泄寒中，医者用芩、连十余剂，病益不支，汗凝若膏，肤冷若石，魂恍恍而欲飞，体摇摇而若坠，一夕数惊，去死者盖无几矣。最后赵云泉先生来，投以大剂附子理中加吴萸、丁香之属，甫进一剂，汗敛体温，泄止神定，累进之，病乃告痊。云泉之言曰：今年太岁在辰，为湿土司天，又当长夏之令，累日阴雨，天人交困，证多寒湿，时医不读《伤寒》太阴篇，何足与论活人方治哉！予自闻此语，然后知仲景方治果足脱人于险也。

厥后予治举子业，辍而弗理。光绪中，赴试金陵，途中卧病，偕行者略知医方，日以藿香、佩兰进之，汗出而热不除。抵金陵，病益殆。适先表伯陈葆厚先生来同寓，诊予脉曰：病当速愈，但累经发汗，津液已耗。因向药肆中购荷叶露三大瓶，及哀家梨十余枚，曰：渴即饮之，饥即啖之！予从其言，半日而尽。抵暮，携药及煎粥之器及米、炭来，予睡方醒，闻药香，葆伯令侍者进一瓯，自觉满身沾渍，中夜，衣被俱湿。葆伯为予易衣被，问其方，则曰：桂枝白虎汤也。予于是全体舒畅，呼粥尽二碗，安眠达旦，非复病夫之故态矣。予至是益信经方。然以家君子期望予掇取科名，未暇尽瘁研究。

自甲辰礼闱后，诏罢科举，家君子亦于是年弃养，然后流览《伤寒》《金匮》全文，予年已三十有八矣。嗣是以来，慨然兴救世之志。然其端实起于家庭：用大剂附子理中，则自先母邢太安人病洞泄始；用皂荚丸，则自母氏病但坐不眠、时吐浊痰始；用十枣汤，则自母氏病痰饮始；用甘草粉蜜汤，则自家婢病蛔厥始；用大黄牡丹汤，则自若华母潘氏病肠痈始。莫不随时取效，其应如响。

然则仲景之书，岂金元四家所能窥见万一哉！所谓仁人之言，其利溥也。

予年过五十，始来上海。其间用经方取效者，十常八九，顾性疏懒，耽吟咏，于活人方治，境过情迁，略不措意，故存稿绝少，即偶焉录存，复为从游者携去。甲戌年，姜生佐景来，掇拾方案，佐以解说，名之曰《经方实验录》。数载之中，裒然成集，行将刊布问世，丐序于予。予笑谓姜生曰：此书一出，其于予《伤寒金匮发微》有光矣！爰本平素趋重经方颠末，拉杂书之。

丙子立秋后二日江阴曹家达序于上海寓斋

章太炎序《脉学指南》《中国药学大辞典》

章太炎（1869—1936），名炳麟，浙江余杭人，生于世医之家，受业于经学大师俞樾（曲园），在传承乾嘉汉学的同时，接受西方近代科学知识，曾参与革命，学识广阔，涉及经学、史学、小学、文学、哲学、佛学、医学等，为近代学者、思想家、革命家。

章太炎生平最喜谈医，尤其是在中晚年，专心研究中医学术问题，倾心于中医教育。章氏以《伤寒论》为治学根本，推重实效，在贯通古今、横跨中西的学术视野下，提出"融会中西，更造新医"之论，著有《论医师不宜休息》《菌说》《医术平议》《古方选注》《霍乱论治》等，名医张锡纯称赞其为"医学大家"。曾出任中国医学院、上海国医学院等医学院校院长，乐于为自己与亲属邻友开方治病。章氏以学者名世，书法自有一种古朴自然之风，书法家沙孟海对其十分尊崇。

·《脉学指南》·

《脉学指南》，卢敬之辑著，1922年上海千顷堂书局刊印。全书四卷，根据经典医书《黄帝内经》《难经》《伤寒杂病论》，反复推祥，探究脉学精奥，采择后世医家之说，加以注释发挥，历述病脉之所生、脉法诊法及脉之形象。卷一讲述阴阳五行、五脏六腑、经脉等基本理论，卷二为《内经》《难经》脉法、诊法，卷三为《伤寒论》脉法，卷四为《金匮》脉法。章太炎为之作序（图58）。

卢敬之（？—1923），名其慎，山东临沂人。毕业于山东优级师范，研习《内经》《难经》以及张仲景诸书二十余年。1921年春，应上海友人蔡某之邀，为石某治疗失血症，数剂病除，名声大噪，于是悬壶沪上。

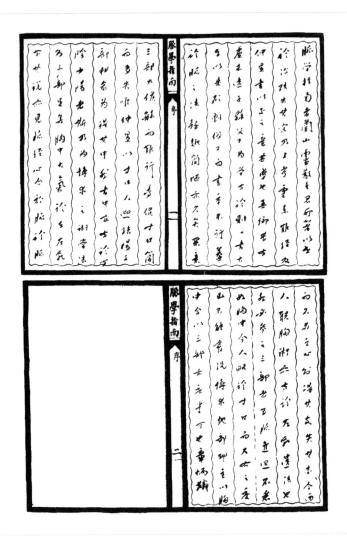

图 58　章太炎《脉学指南》序文

　　《脉学指南》者，兰山卢敬之君所著，以世诊治，既失其宗，乃上考《灵》《素》《难经》及仲景书以正之，意甚感也。吾乡昔有卢不远、子繇父子为《学古诊则》一书，大旨以是砭剥俗工而书卒不行。盖诊脉之法，务趣简陋亦久矣。兼意三部九候，繁而难行；专候寸口，简而多失。唯仲景以寸口、人迎、趺阳三部相参，为得其中。然书中亦有诊少阴少阳者，斯乃为博求之术，常法则三部足矣。胸中大气，诊在左乳下，其说亦见《脉经》。心合于脉，诊脉而不求之心，则得支，失其本。今西人听胸术，亦古诊左乳遗法也。然必参之三部者，百脉进退，不悉如胸中。今人略诊寸口而左右之度已不能会，况博求他部耶？主以胸中，合以三部，亦庶乎可也。

章炳麟

·《中国药学大辞典》·

　　《中国药学大辞典》，陈存仁主编，1935年世界书局发行，上下两册，附彩色《中国药物标本图影》一册。此书约三百万字，参考中外著作200余种，内容丰富，且又注重实用，便于检索，曾多次再版，畅销海内外，在民国时期颇具影响。内有章太炎等当时医界与政界名流的题词、序跋（图59）。1956年，人民卫生出版社对其修订后重新刊行。

　　陈存仁一生喜好藏书读书，勤于著述。《中国药学大辞典》刊行后，又有《皇汉医学丛书》问世。陈氏于1949年赴港行医，在《星岛晚报》开辟"津津有味谭"专栏，著《中国医学史图鉴》等医学著作，以及《银元时代生活史》《抗战时代生活史》《阅世品人录》等反映民国上海人文的文学作品。

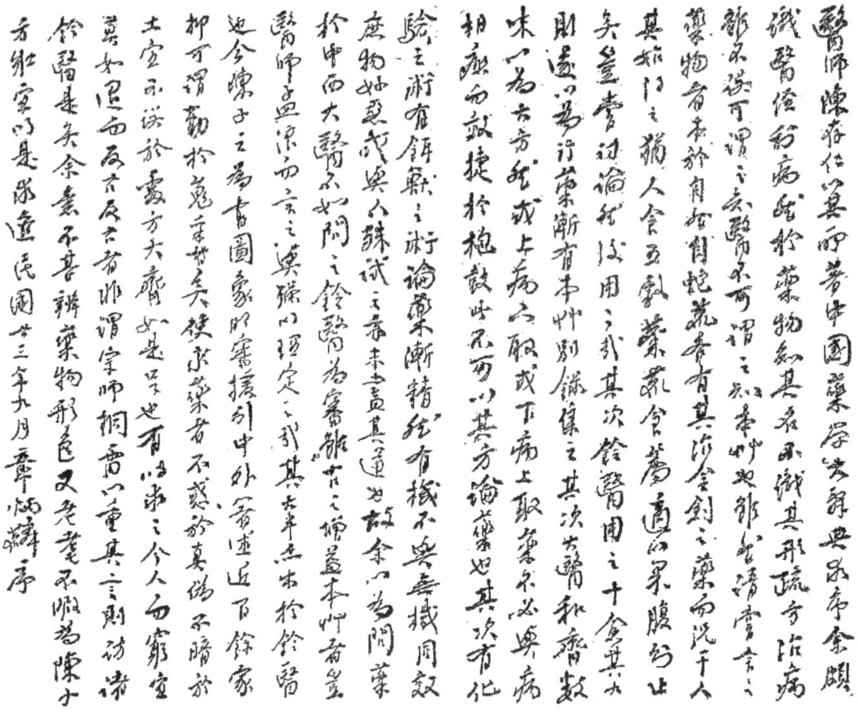

图 59　章太炎《中国药学大辞典》序文

医师陈存仁以其所著《中国药学大辞典》求序。余颇识医经利病，然于药物，知其名不识其形，疏方治病虽不误，可谓之知医，不可谓之知本草也。虽然，请尝言之。药物者，本于自然，自蛇、鹿各有其治金创之药，而况于人。其始得之，犹人食五谷，麋鹿食荐，适以果腹则止矣，岂尝讨论，然后用之哉？其次铃医用之，十愈其九，则遂以为行药。渐有《本草别录》集之。其次大医和齐数味以为大方，然或上病下取，或下病上取，药不必与病相应，而效捷于桴鼓，此不可以其方论药也。其次有化验之术，有饵兽之术，论药渐精。然有机不与无机同效，庶物好恶，或以人殊，试之亦未尽其道也。故余以为问药于中西大医，不如问之铃医为审。虽古之增益本草者，岂医师孟浪而言之，与强以理定之哉？其大半亦出于铃医也。今陈子之为书，图象明审，援引中外著述近百余家，抑可谓勤于搜采者矣。使求药者不惑于真伪，不暗于土宜，不误于处方，大齐如是，足也。有时求之今人而穷，宜莫如退而反古。反古者，非谓宗师桐雷以重其言，则访诸铃医是矣。余素不甚辨药物形色，又老耄不暇为。陈子方壮，宜以是求进。

民国廿三年九月章炳麟序

谢利恒序《针灸经穴图考》

　　《针灸经穴图考》，黄竹斋编著。1935年刊行。共分八卷。全书以《内经》和《甲乙经》为主，参考六十多种文献，梳理考证十四经365经穴、奇经八脉、120余奇穴。在中医科学化的影响下，本书在考证古代经穴系统的同时，也参以近代生理解剖理论，注重消毒灭菌以行针刺之法。此书由中央国医馆审定，章炳麟题写书名，馆长焦易堂、中央国医馆理事谢利恒等作序（图60）。

　　黄竹斋（1886—1960），陕西长安人，致力仲景学说研究，并精于针灸，曾经以针灸治愈邵力子臂痛，邵氏亲题"洞见症结"相赠。著有《医圣张仲景传》《伤寒杂病论集注》等。

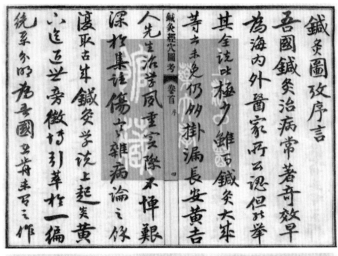

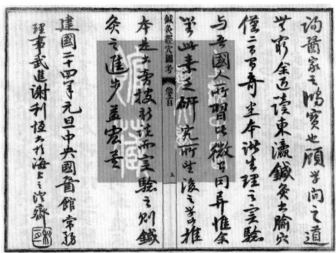

图60　谢利恒《针灸经穴图考》序文（上海中医药大学图书馆藏）

　　吾国针灸治病常著奇效，早为海内外医家所公认，但能举其全说者极少。虽有《针灸大成》等书，未免仍多挂漏。长安黄吉人先生治学，凤重实际，不惮艰深，集注《伤寒杂病论》之余，复取古来针灸学说，上起炎黄，下迄近世，旁征博引，萃于一编，统系分明，为吾国此前未有之作，洵医家之鸿宝也。顾学问之道无穷。余近读东瀛针灸书，腧穴仅二百有奇，半本诸生理之实验，与吾国人所习者，微有同异。惟余前此素乏研究，所望后之学者推本书，旁搜新说而实验之，则针灸之进步益宏量。

　　　　　　　　　　建国二十四年元旦中央国医馆常务理事武进谢利恒书于海上之谦斋

韩凤九序《松江余天成堂丸散膏丹全集》

《松江余天成堂丸散膏丹全集》，1932 年编成印行。余天成堂药号始创于清乾隆四十七（1782）年，开设在松江西门外大街。全书根据病症与药物剂型分列十五门，共收载成药四百八十余种，丸散膏丹俱全，为余天成堂药号百余年来收集的名方、验方。韩凤久为之序（图 61）。

韩凤九（1884—1964），松江名医韩半池次子。松江中医师公会理事长。著有《还巢学吟》，好书法字画。

非至於醫者親配方劑採藥深
山其製既廢而不行又從何處
而獲杏林之樹橘井之泉以普
濟羣生耶竊謂治病之法泥古
者非茂古者尤非故自黃帝本
經以迄仲景傷寒金匱諸大要

丸散膏丹全集

序

滬余天成堂

典萬古所不能廢承其後者方
稱肘後翼號千金代不絕書及
乎有唐宣公晚年手自抄錄秘
方輒謂是亦活人之一術於此
益見方藥之重要為何如第久
無人焉都以輯之類而分之後

世之欲循方陟遠者曷由以得
其門徑似亦非宏利濟起疲癃
之道今余天成主人自甬來松
設肆以賣藥者百年於茲矣兼
搜並蓄待用稱良二價不言市
人皆識頃復選草木金石各類

丸散膏丹全集

序

滬余天成堂

製以貯籠並選丸散膏丹諸方
編以成集而於局禁宮方圉不
一一遵法而選製之裝訂成冊
以備索觀我知是編出而此後
之治病者得有藉手被治者亦
籍以安心所謂抱朴子之肘後

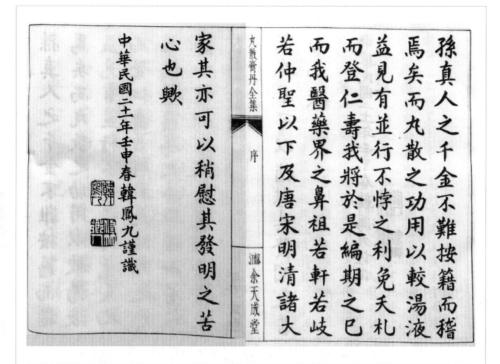

图61　韩凤久《松江余天成堂丸散膏丹全集》序文

　　自神农尝草、岐伯典医，而我民始得免夭扎之虞。洎伊尹之汤液失传，而药由医采，其君臣佐使配合重轻，一任医师调剂，于是良工心苦而病者识曹焉。顾药虽进于医手，方多传于古人，先路之导，往圣是循，后进之贤，成文为法，名哲迭兴，而以丸散辅汤剂，制成应用，尤便病家。特成方之见于各书者，病家苦于不知抉择选用，而于是去取皆非。至于医者亲配方剂，采药深山，其制既废而不行，又从何处而获杏林之树、橘井之泉，以普济群生耶？窃谓治病之法，泥古者非，蔑古者尤非。故自黄帝本经以迄仲景《伤寒》《金匮》诸大要典，万古所不能废，承其后者，方称《肘后》，翼号《千金》，代不绝书。及乎有唐，宣公晚年，手自抄录秘方，辄谓是亦活人之一术，于此益见方药之重要为何如。第久无人焉，都以辑之，类而分之，后世之欲循方陟远者，曷由以得其门径，似亦非宏利济、起疲癃之道。今余天成主人，自甬来松设肆以卖药者，百年于兹矣。兼搜并蓄，待用称良，二价不言，市人皆识，顷复选草木金石各类，制以贮笼，并选丸散膏丹诸方，编以成集，而于局禁官方，罔不一一遵法而选制之，装订成册，以备索观。我知是编出，而此后之治病者得有藉手，被治者亦藉以安心。所谓抱朴子之《肘后》、孙真人之《千金》，不难按籍而稽焉矣。而丸散之功用以较汤液，益见有并行不悖之利，免夭札而登仁寿。我将于是编期之。已而我医药界之鼻祖，若轩若岐若仲圣，以下及唐宋明清诸大家，其亦可以稍慰其发明之苦心也欤。

中华民国二十一年壬申春韩凤九谨识

秦伯未序《现代医经题释》

《现代医经题释》，单柏图著，1951 年成书。此书未见于馆藏，魏治平先生的《医林翰墨》收入了秦伯未为此书题写的序文（图 62）。

单柏图（1900—1982），江苏阜宁人。后毕业于天津国医学院、上海东亚医学社，并受业于恽铁樵门下。

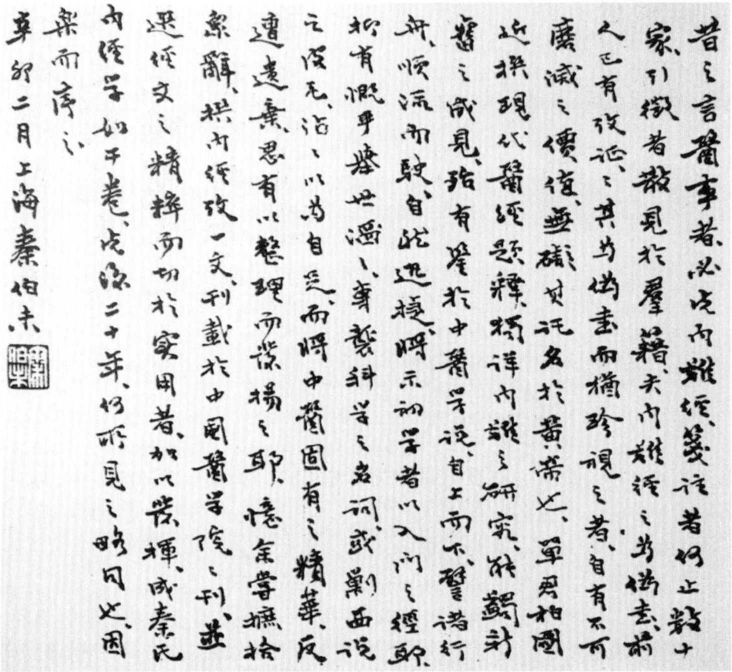

图 62 秦伯未《现代医经题释》序文

昔之言医事者，必先内、难经，笺注者何止数十家，引征者散见于群籍。夫内、难经之为伪书，前人已有考证，证其为伪书而犹诊视之者，自有不可磨灭之价值，无碍其托名于黄帝也。单君柏图，近撰《现代医经题释》，独详内、难之研究，能蠲新旧之陈见，殆有鉴于中医学说，自上而下，譬诸行舟，顺游而驶，自然迅捷，将示初学者以入门之径耶。抑有慨乎举世滔滔专袭科学之名词，或剽西说之皮毛，沾沾以为自足，而将中国固有之精华，反遭遗弃，思有以整理而发扬之耶。忆余尝撰拾众辞，撰《内经考》一文，刊载于《中国医学院院刊》，并选经之精粹而切于实用者，加以发挥，成《秦氏内经学》如干卷，先后二十年，何所见之略同也，因乐而序之。

辛卯二月上海秦伯未

手稿与抄本

张骧云《膏方底》

上海张氏世医，在民国期间，以张骧云（1855—1925）医名最盛。上海中医药博物馆、上海市历史博物馆等均收藏了张氏遗墨与文物。《膏方底》为张氏记录的膏方处方，集为簿册，自癸巳（1893）年至乙丑（1925）年，各自成册，既可作为医疗档案保存，又可作为案例资料留给后人揣摩学习（图63～图66）。

癸巳年《膏方底》中有一则张骧云札记"上海宜禁"："各城门口大街角子夜点心、水果摊；手中常捏品海烟，口衔亦禁；城门容易开，着衣分等则；栅门不关，城内店铺宜二更后一概闭门；街上无行人查究；乡田不许卖洋人；城外禁茶烟馆、酒戏馆，一概十记钟必不准卖，夜粥炒面馆、老虎灶亦然。清朝可保五百年。铁路、矿务、洋纱局革除，如此洋人无威，妓馆自败，民有益，国有利，龙朋多活十五年。"龙朋，为张骧云字号。札记中，流露出张氏对传统的尊崇，对社会国家的关怀。

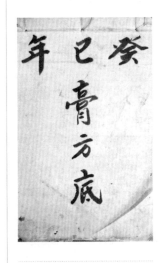

图63 张骧云《膏方底》手稿

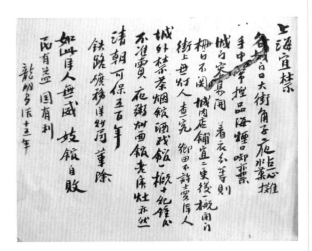

图64 张骧云《膏方底》札记

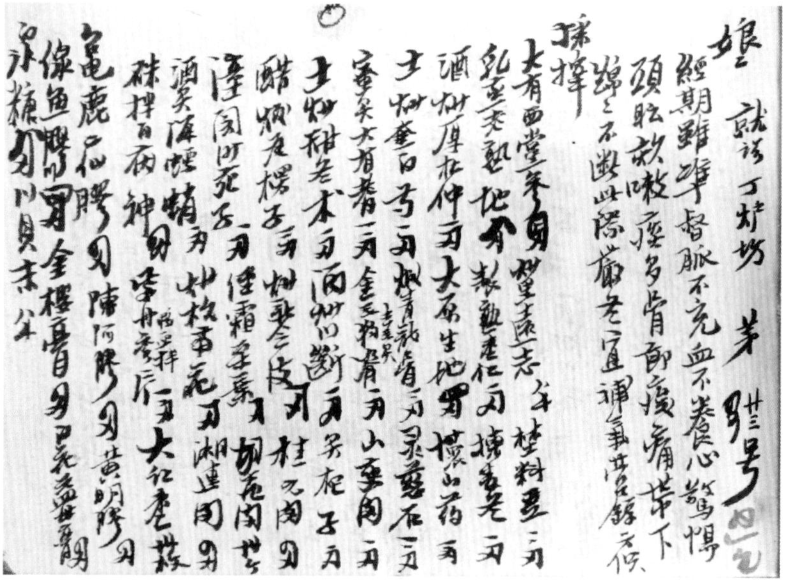

图 65　张骧云膏方笺（一）

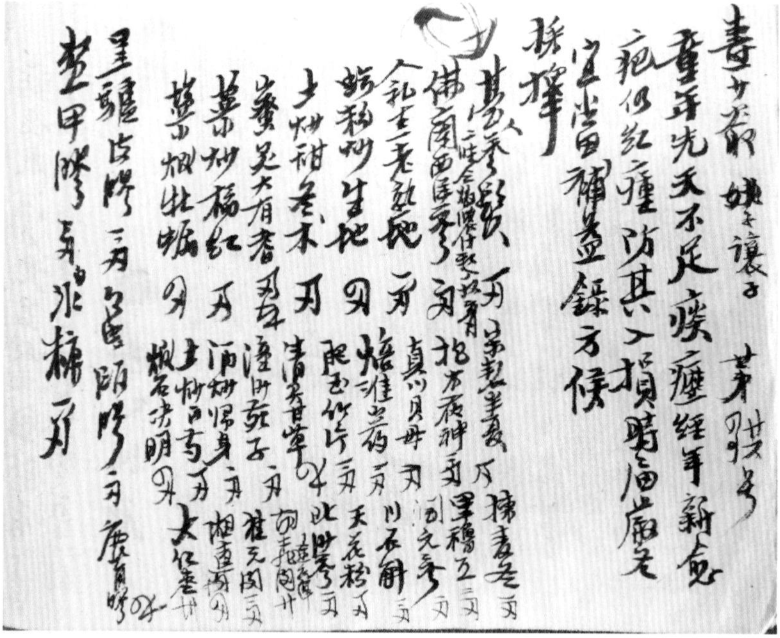

图 66　张骧云膏方笺（二）

章太炎手写古医方

　　《章太炎先生手写古医方》为章太炎学生潘承弼所购藏，现为上海中医药大学图书馆馆藏珍品（图67）。章氏此书摘抄历代古医方三百余首，所选医方采自《伤寒论》《千金方》《小品方》、《肘后方》《和剂局方》《苏沈良方》，以及范汪、崔氏、华佗、王叔和等医家，间有章氏对疾病、医方的评论。

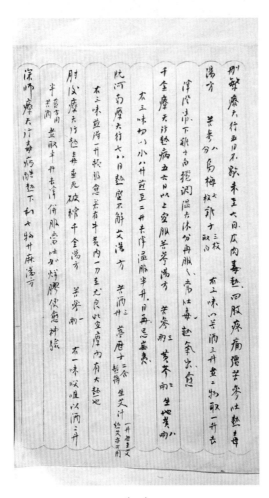

（一）

升麻　犀角三两　地榆各四　降草二两　薰荷根四　黄芩二两　巴豆根切一　桂枝二两

栀子仁三七　右九物切以小九升煮取三升去滓分三服忌猪肉

全蝎膏周八疗诸疮痹者即仲景所谓寒疝也故切冷

扁中在有囟脑不偏疼热用附子大黄汤知其养芥不甚辣而迟

明保藏葵汲汲久病必霜采如萝围言必之前八辣辣未足香之即

急改逢致用此亦虫仲景狐瓜用桂枝辣辣同意也下今两人

台谓之肠腐用水鞋吹节吹右用水短收出以结痈如此知其

指霜汤口戕及肠痹知一为寒窠一为热窠三岁扺成粒小颗药满上不及肠阳

自有廿枯诸者痛於不小便自孙而葉致粒小颗药满上不及肠阳

（二）

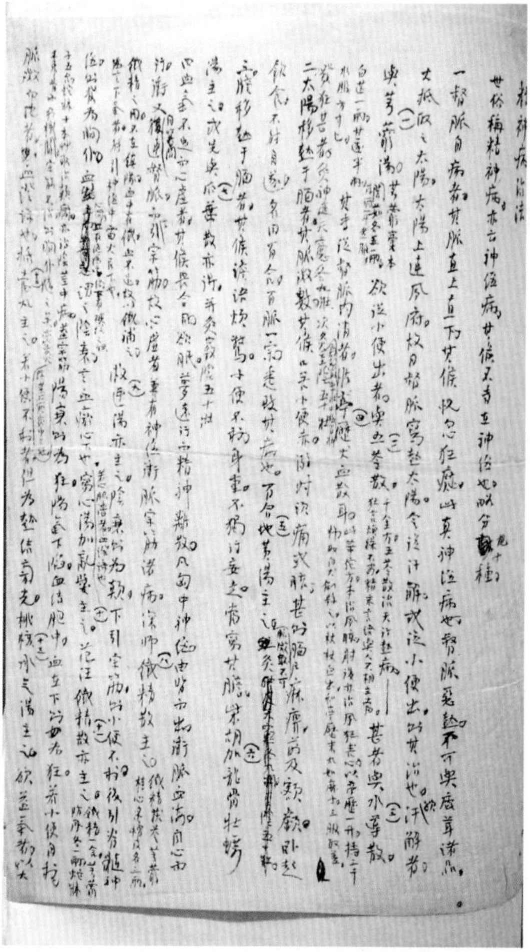

（三）

图 67　章太炎手写古医方（一）～（三）（上海中医药大学图书馆藏）

朱少坡《嚼庐医案》

朱少坡（1877—1930），江苏吴江（今属苏州）人，儿科医家。1907年左右悬壶沪上。1919年，任上海神州医药总会会长。1926年，创建神州中医大学。手稿《嚼庐医案》，部分刊印于《神州医药学报》1923年第一期、第三期，由近代书画家符铸为其题签（图68、图69）。

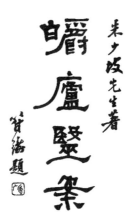

图68　符铸《嚼庐医案》题词

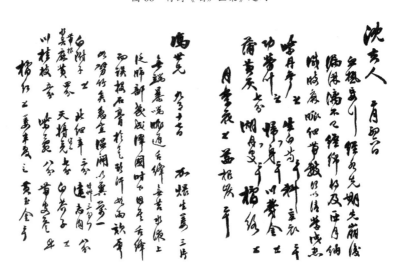

图69　朱少坡《嚼庐医案》方笺

叶劲秋《〈神农本草经〉之主治分析》

　　叶劲秋（1900—1955），浙江嘉善人。毕业于上海中医专门学校，1928年任上海中国医学院教授。1930年，发起组织少年中医社，以作中医改进与学术研究。1935年，与宋大仁、丁福保、范行准等共同创办中西医药研究社，以研究现代医药普及与民众医药卫生常识。著有《现代名医验案》《仲景学说之分析》《中医基础学》《中药问题》《针灸述要》《灸法自疗学》《花柳病治疗学》《不药疗法验案》等。

　　《〈神农本草经〉之主治分析》未见刊行，手稿馆藏于上海中医药大学图书馆（图70）。

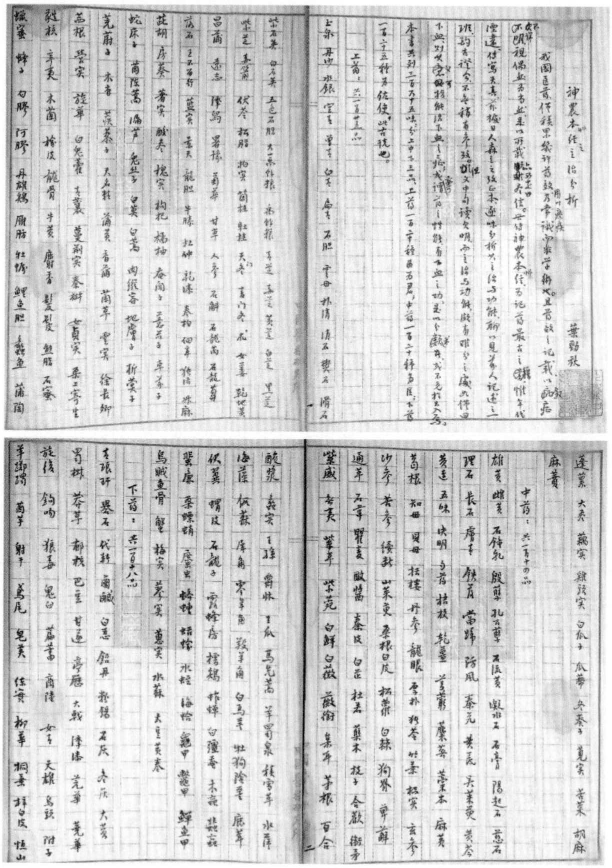

图70　叶劲秋《〈神农本草经〉之主治分析》手稿（上海中医药大学图书馆藏）

秦伯未《谦斋膏方案》《谦斋医案》

秦伯未由儒而医，擅诗文，书工篆隶，推崇晚清书画家赵之谦，因而自号谦斋。《谦斋膏方案》（图71）与《谦斋医案》（图72）为秦氏亲笔书写整理，均按诊治时间编写，时间在1940年代左右。这些手稿现已有部分内容被当代学者整理出版。

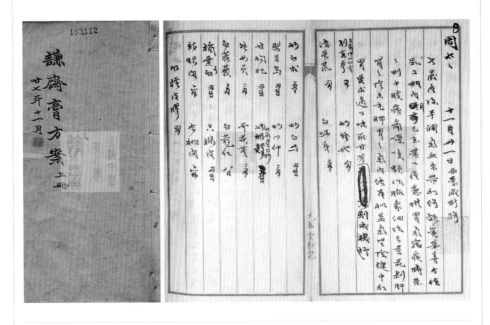

图71 秦伯未《谦斋膏方案》（上海中医药大学图书馆藏）

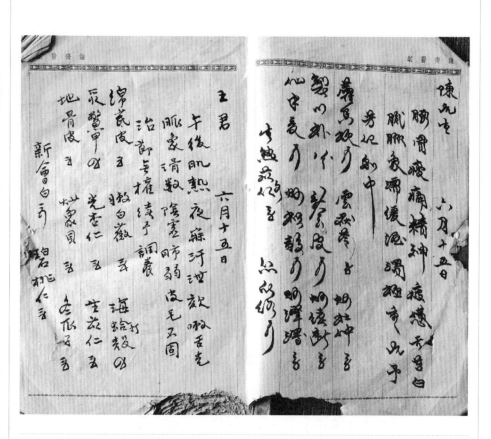

图72 秦伯未《谦斋医案》(新昌天姥中医博物馆藏)

巢念修诸书

巢念修，名祖德，生卒不详。祖父巢崇山（1843—1909）、父亲巢凤初（1875—？）均为上海名医。自幼随父习医，不到 20 岁即行医沪上。喜好医书、医史，通过买书、抄书，收藏了不少自宋明至民国的医书，其中有一些罕见流传，成为今日的珍惜抄本。曾整理祖父医案《玉壶仙馆医案》、巢氏家传秘方《千金珍秘》，采辑医林史料，编著《习医晬语》（1944）（图 73）。

《习医晬语》

巢念修著。书稿中，有一段写于 1944 年的文字，自述生平与写书缘由："岐黄术，余世业也。先君生余也迟，授余也速。学而时习，未及舞勺，已能案头临诊，目为童医；未行冠礼，身入医林，俨然小先生矣。惟余性好乙部医中求史，颇有此志向者。余采辑先王父崇山公事，耗时达十年，始成万余言，言必有证，可谓医传中仅见。闲居读书，有关医林史料，辄喜随手摘录，汇于此帙，名《习医晬语》。中多掌故旧闻，亦有足资唱嚎者，间杂幼年习作。"

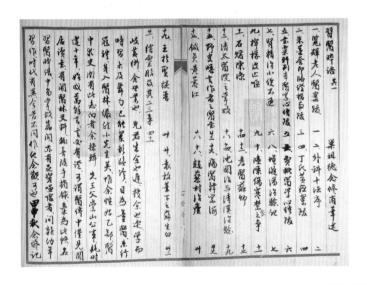

图 73　巢念修《习医晬语》稿本（上海中医药大学图书馆藏）

《都邑师道兴造像记并治疾方》

　　巢念修手抄本。《都邑师道兴造像记并治疾方》来自北齐年间僧人道兴石像记文及其旁边的药方碑文，流传不多，主要为拓片与抄本。据当代研究考证，碑上的药方大约刻于唐高宗时期，为现存最古老的碑文药方。巢念修手抄全文，并增编了目录（图74）。

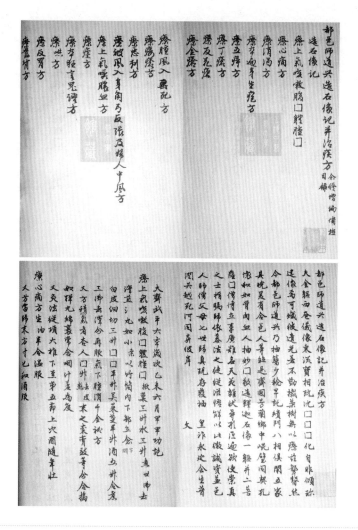

図74　巢念修《都邑师道兴造像记并治疾方》手抄本（上海中医药大学图书馆藏）

·《史载之方》·

巢念修收藏。《史载之方》为北宋史堪（字载之）撰。巢念修在书前辑录了“《史载之方》考证”，梳理本书之流传脉络（图 75）。

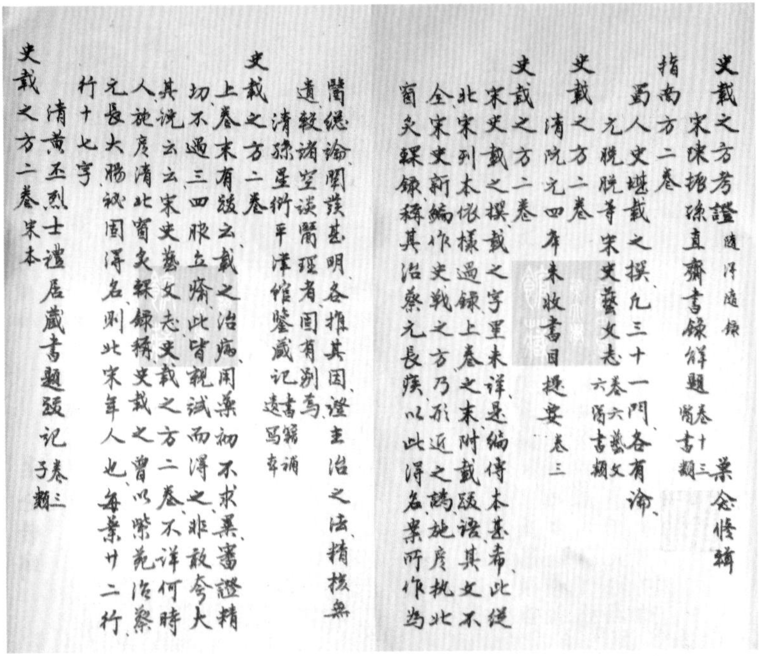
史載之方考證 隨得隨錄
宋陳振孫直齋書錄解題 卷十三醫書類 巢念修輯
指南方二卷
蜀人史堪載之撰，凡三十一門，各有論。
元脫脫等宋史藝文志 卷六藝文六醫書類
史載之方二卷
清阮元四庫未收書目提要 卷三
史載之方二卷
宋史載之撰。載之字里未詳，是編傳本甚希，此從
北宋列本依樣過錄，上卷之末附載題語，其文不
全。宋史新編作史戩之方，乃形近之譌。施彥執北
窗炙輠錄稱其治蔡元長疾，以此得名，業所作為
醫總論，闡發甚明，各推其因，證主治之法，精核無
遺，較諸空談醫理者固有別焉。
清孫星衍平津館鑒藏記 書籍補遺寫本
史載之方二卷
上卷末有跋云：載之治病，用藥初不求異，審證精
切，不過三四服立瘉，此皆親試而得之，非敢夸大
其說云云。宋史藝文志史載之方二卷，不詳何時
人。施彥清北窗炙輠錄稱史載之曾以紫菀治蔡
元長大腸祕固得名，則此宋年人也。每葉廿二行，
行十七字。
史載之方二卷 宋本
清黃丕烈士禮居藏書題跋記 卷三子類

图 75　巢念修《史载之方》藏本（上海中医药大学图书馆藏）

·《邯郸遗稿》节录本·

巢念修手抄第四卷节录本。《邯郸遗稿》是明代医家赵献可晚年的妇科著作，流传较少，以抄本为主。巢氏早先见到此书第四卷一册，没有买下，及至见到前三卷，立即买下。己亥年（1959），从长辈刘鹤一（1901—1976）处借得本书卷四节录本，趁着病后康复的空闲时间，用半天时间抄录了一份（图 76）。

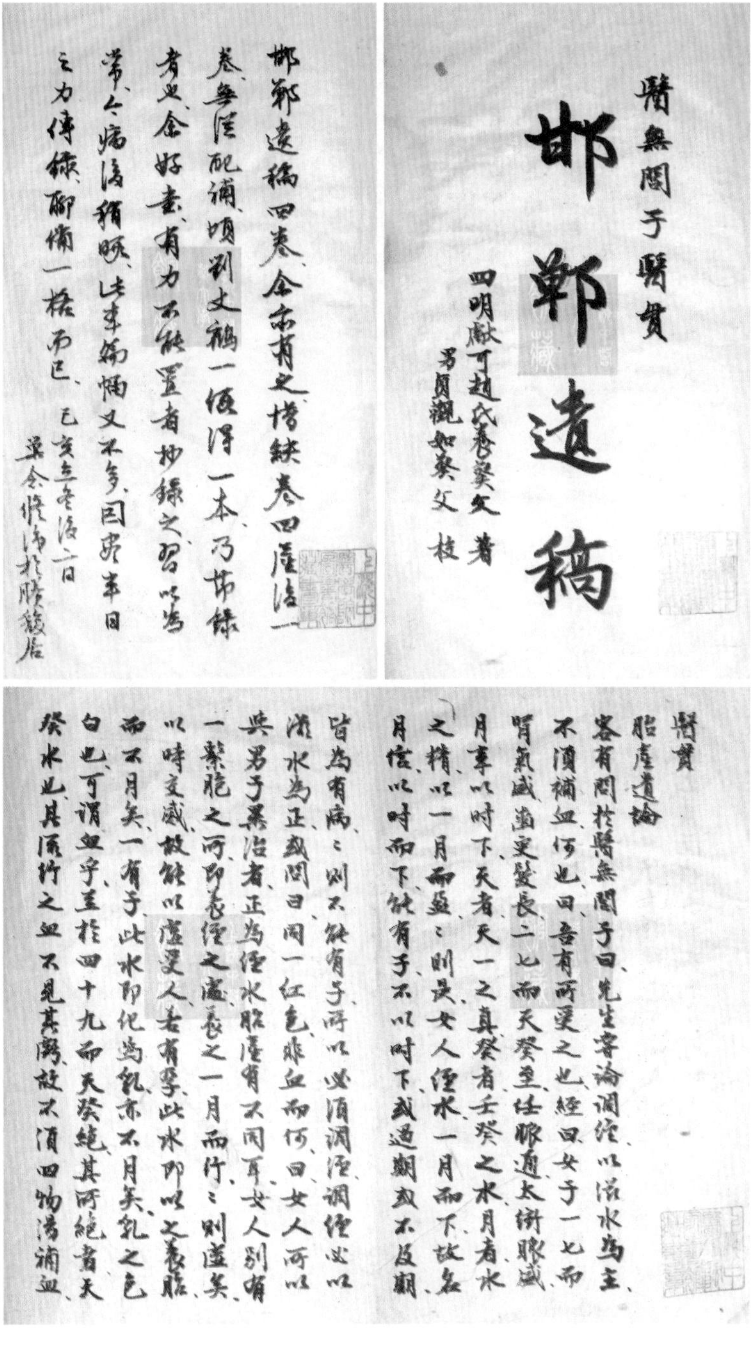

臂無闕于賢貫

邯鄲遺稿

四明鄞可趙氏巷羹父　著
男員觀如葵父　枝

邯鄲遺稿四卷　全本有之惜缺卷四蓬浩
卷無從配補項劉文禧一便得一本乃節錄
考此全好盡有力不能置者抄錄之習好為
常今人痛惜稍頤兴未�ี帽又不多因妻半日
之力傳錄聊備一格而已　　己亥立春後二日
梁念修浄於胼後居

賢貫
胎虛遺論
客有問於賢無闕于賢曰先生喜論調經以澀水為主
不須補血何也曰吾有所異之也經曰女子一七而
腎氣盛齒更髮長二七而天癸至壬脈通太衝脈盛
月事以時下天者天一之真癸有壬癸之水月有水
之精以一月而盈之則女人經水一月而下故名
月信以時而下就有子不以時下或過期或不及期
皆為有病之則不就有子所以必須調經調經必以
澀水為正或問曰一七女人河以
興男子異治者正為澀水胎虛有不開耳女人河以
一紫脈之河即春經之盧盡有三則盧矣
以時交藏故能以澀盡人者有學此水即此之藏胝
而不月矣一有子此水即化為乳亦不月矣乳之已
白也可謂盡乎至於四十九而天癸純其河絕者天
癸水业其隔竹之血不見其彌故不須四物湯補血

图76　巢念修《邯鄲遺稿》节录手抄本（上海中医药大学图书馆藏）

·《鹤圃堂三录》·

　　巢念修手抄本。《鹤圃堂三录》为明清时期上海医家沈时誉《治验》《病议》《药案》三部医著，以少量抄本传世，巢念修手抄全书（图77）。

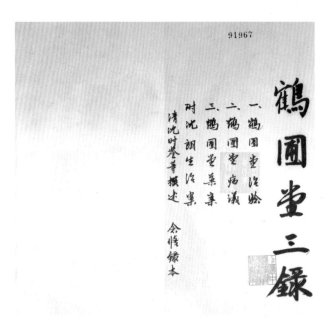

图77　巢念修《鹤圃堂三录》手抄本（上海中医药大学图书馆藏）

《石氏伤科常用十八方》

巢念修手抄本。石氏伤科自清末民国时期流传至今，成为享誉上海的伤科流派。巢念修抄录的常用十八方既有外用药，也有内服药，记录药物剂量与制备方法。这些特色用药经过现代工艺改良，依然应用于临床（图78）。

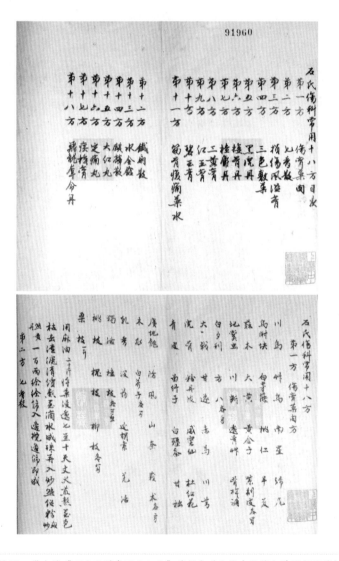

图78　巢念修《石氏伤科常用十八方》手抄本（上海中医药大学图书馆藏）

题署与题词

民国时期，出版业发达，医书与医学刊物大量刊行，而医家中不乏既有医名，又擅于书法者，他们或为同行题署书名，或为之题写贺词（图79～图244）。

曹颖甫

曹颖甫为江阴名士，早年以诗文书画而名。38岁，由儒入医，一生专宗仲景经方。50余岁，迁居上海，任教于上海中医专门学校、上海中国医学院等，主讲《伤寒论》《金匮要略》，以经方大师著称于沪上。曹氏性情憨直，对学生悉心教授，深受学生爱戴与推崇。

曹颖甫的学生中，王慎轩（1900—1984）毕业于上海中医专门学校，1923年创办苏州女科医社，整理出版《曹颖甫先生医案》（苏州国医书社，1925年）。苏州女科医社在1934年改称为"苏州国医学校"，于1935年迁入新校舍，曹氏与秦伯未均题词相贺。

曹颖甫另一学生南宗景（1904—1942），毕业于上海国医学院，受到曹氏与陆渊雷等教师的赏识，归里后创办"温州宗景国医专修社"，撰写《中医内科全书》作为授课教材。1936年，南氏先后任教于苏州国医学校、上海国医学院，出版刊行《中医内科全书》，曹氏与其他医界、政界名流均为其题词。

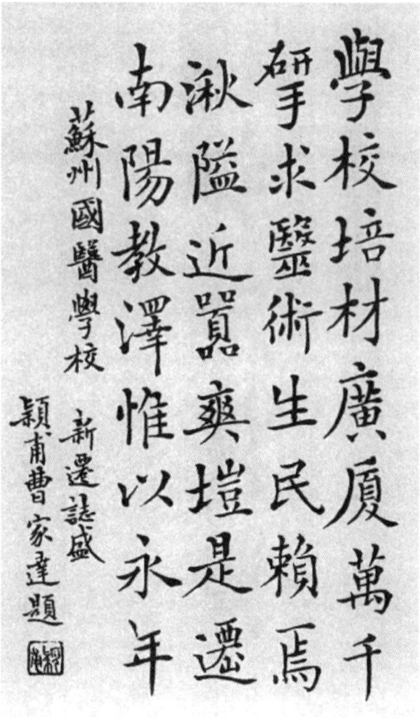

图 79　刊物题词（《苏州国医杂志》，1935 年新迁校舍纪念特刊）

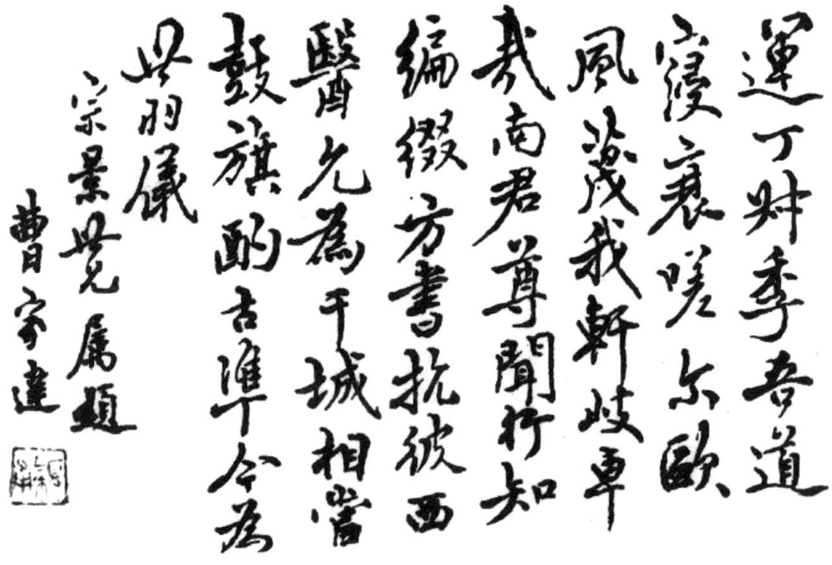

图 80　书内题词（南宗景《中医内科全书》，1937 年）

薛文元

薛文元（1867—1937），江苏江阴人，出生于贫寒之家，少年时为药肆学徒，被名医柳宝诒收入门下，成为嫡传弟子。后随双亲迁沪，渐有医名。热心于中医事业，是上海市国医公会和全国医药团体总联合会的发起创办人之一，沪上医界前辈如丁甘仁、夏应堂等皆敬重之，在医界中颇具威信。1931—1936年间，任上海中国医学院院长。著有《一瓢砚斋医案》。

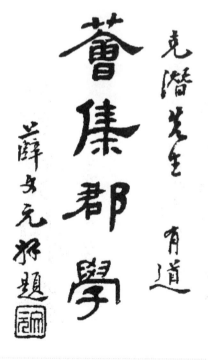

图81　书内题词（吴克潜《药性字典》，1933年）

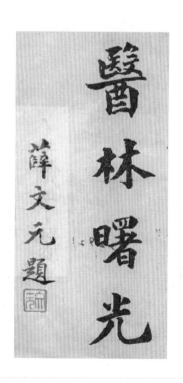

图82　书内题词（黎年社《海上名医真案第一集》，1935年）

夏应堂

　　夏应堂（1871—1936），名绍庭，晚号九芝山人。世为江都（今属扬州）望族，咸丰年间举家迁居上海。少时立志习医，师从江苏名医许菊泉。开诊以后，展现出精湛的医技和高尚的医德，创办医药研究会、医药联合会、中国红十字会沪城分会、时疫医院等，与丁甘仁等共同创办上海中医专门学校。在医界与丁甘仁齐名，世人有"北丁南夏"之称。

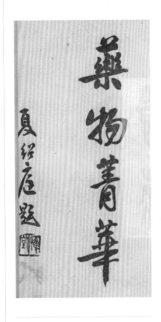

图83　书内题词（陈景岐《国药字典》，1935 年）

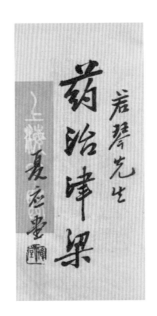

图84　书内题词（姚若琴《临证医典》，1935 年）

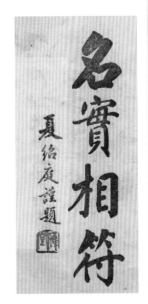

图85　书内题词（汪雪轩《鉴选国药常识》，1936 年）

朱南山

朱南山（1872—1938），江苏南通人。幼年家贫而好学，师从儒医沈锡麟，宗张子和学派，以治疗时疫重症速效而著名。始在家乡行医，1916年应旅沪同乡邀请，至上海悬壶。1933年在北京西路自建诊所，题名"南山小筑"，求诊者尤以妇人为多，于是晚年以擅长妇科著称，开当代朱氏妇科之先河。1936年，携子创办新中国医学院，并任院长。

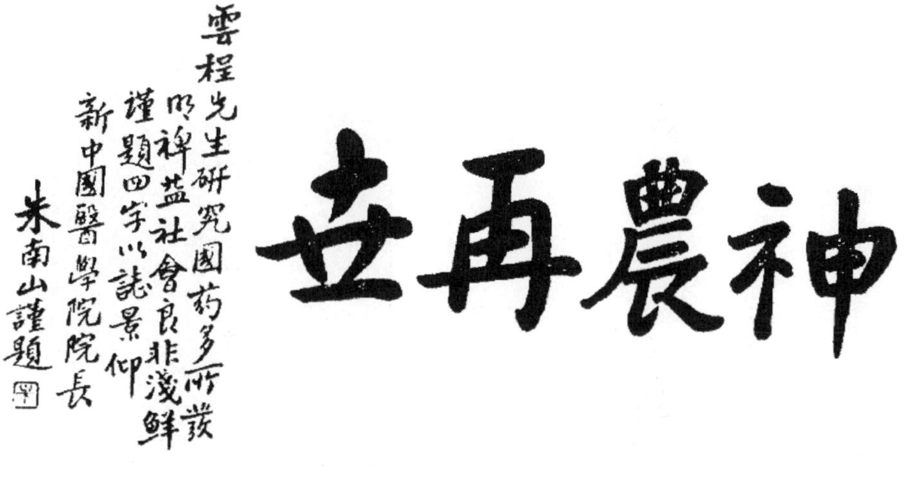

图 86　书内题词（汪雪轩《鉴选国药常识》，1936年）

恽铁樵

　　恽铁樵 16 岁中举，26 岁于南洋公学攻读外语与文学，先后从事教学、编辑、翻译、小说创作等工作，在当时文坛颇有影响。然而中年丧子，于是投身医学研究，开业济世，推广教育。曾著《群经见智录》《伤寒论研究》《温病明理》《保赤新书》《脉学发微》等，阐述中医理论，融会中西医学；创建中医函授学校，创办医学月刊，面向大众，从实用出发，普及医学知识。

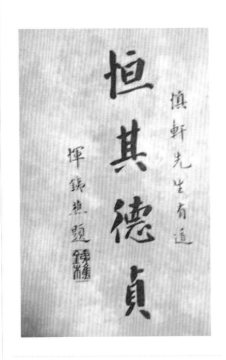

图 87　书内题词（王慎轩《胎产病理学》，1930 年）

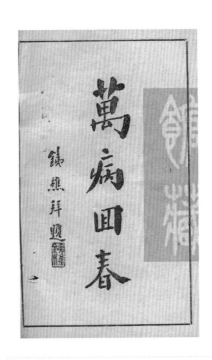

图 88　书内题词（陆清洁《万病验方大全》，1930 年）

温熱辨惑
惲鐵樵

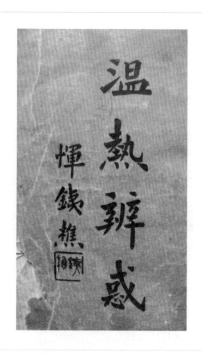

图 89　题署书名（章巨膺《温热辨惑》，1933 年）

國醫之光
惲鐵樵

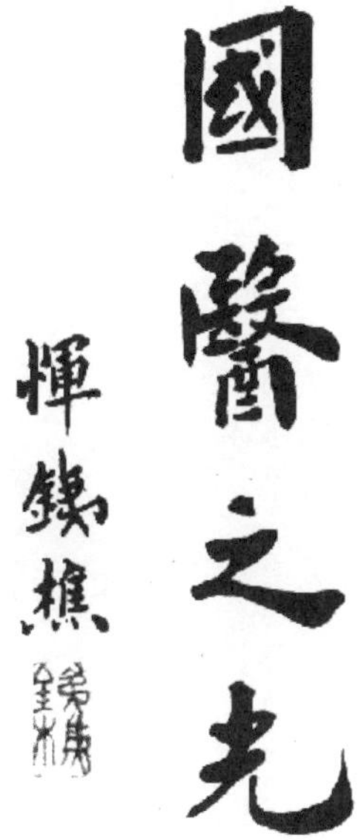

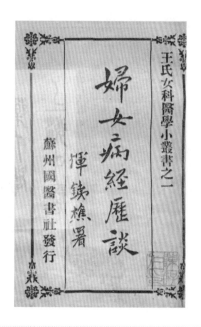

图 90　刊物题词（《国医学社纪念刊》，1934 年）

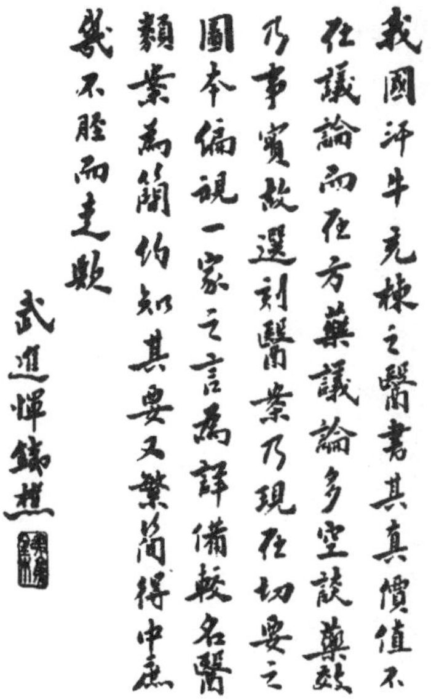
我國汗牛充棟之醫書其真價值不在議論而在方藥議論多空談藥效乃事實故選刻醫案乃現在切要之圖本編視一家之言為詳備較名醫類案為簡約知其要又繁簡得中庶幾不脛而走歟
武進惲鐵樵

图 91　书内题词（姚若琴《宋元明清名医类案二编》，1934 年）

王氏女科醫學小叢書之一
婦女病經歷談
惲鐵樵署
蘇州國醫書社發行

图 92　题署书名（祝怀萱《妇女病经历谈》，1935 年）

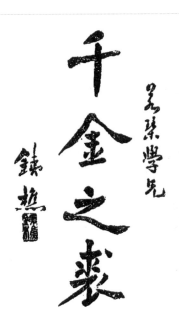

图 93　书内题词（姚若琴《临证医典》，1935 年）

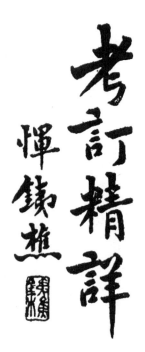

图 94　书内题词（潘杏初《标准药性大字典》，1935 年）

谢利恒

　　谢利恒与恽铁樵为同乡，年龄相仿，均供职于商务印书馆。恽氏擅于编译与小说，谢氏则因精研史学舆地、熟诵医书而主编地理著作与医学图书。谢氏曾任教于广州，又任上海澄衷学堂校长，严管理、勤教课。1916年，与丁甘仁共创上海中医专门学校，被聘为校长，带着学生共同编写《中国医学大辞典》。此书影响颇大，再版数十次。1929年的废止中医案一出，谢氏年高望重，被全国医药团体代表大会推举为代表入京请愿。1930年，中央国医馆成立，又被推为常务理事。谢氏谦逊儒雅，每逢弟子或同仁有佳作问世，莫不欣然为之作序题词。

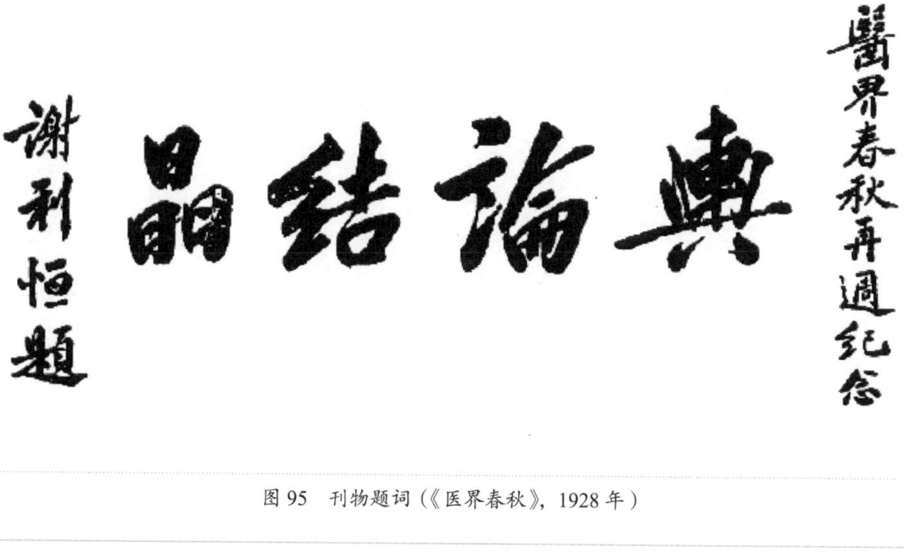

图95　刊物题词（《医界春秋》，1928年）

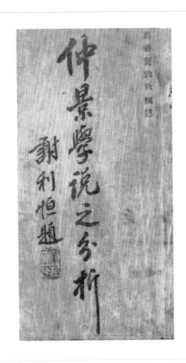

图 96　题署书名（叶劲秋《仲景学说之分析》，1929 年）

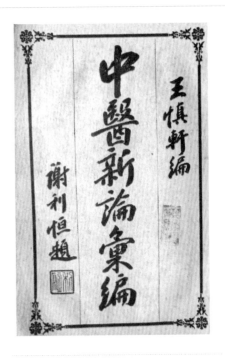

图 97　题署书名（王慎轩《中医新论汇编》，1932 年）

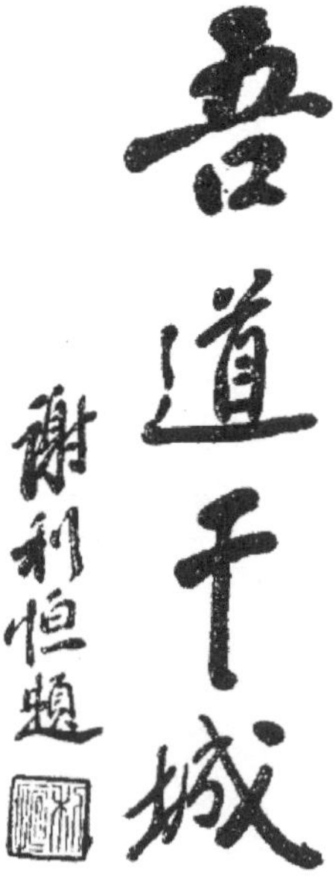

图 98　刊物题词（《卫生杂志》创刊号，1932 年）

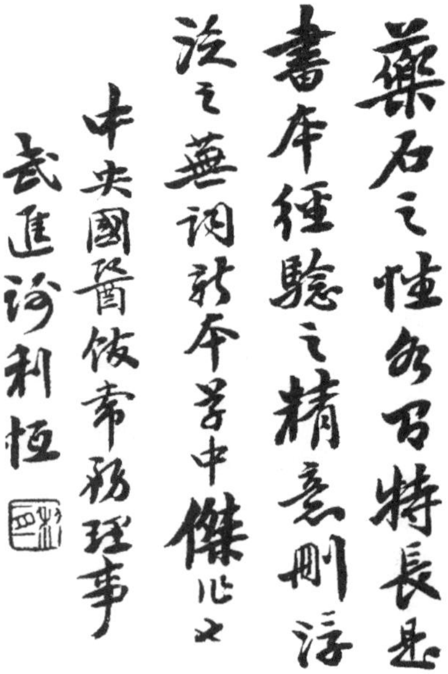

图 99　书内题词（吴克潜《药性字典》，1933 年）

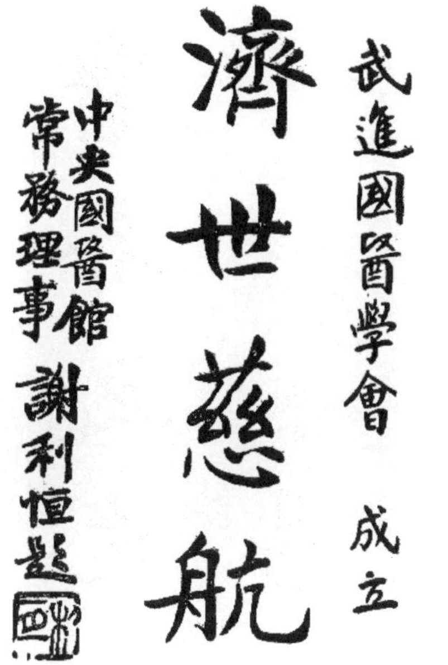

済世慈航

武進國醫學會　成立

中央國醫館　常務理事　謝利恒題

菁莪樂育

蘇州國醫學社紀念刊

中央國醫館　常務理事　謝利恒題

图100　刊物题词(《武进国医学会成立特刊》,1933年)

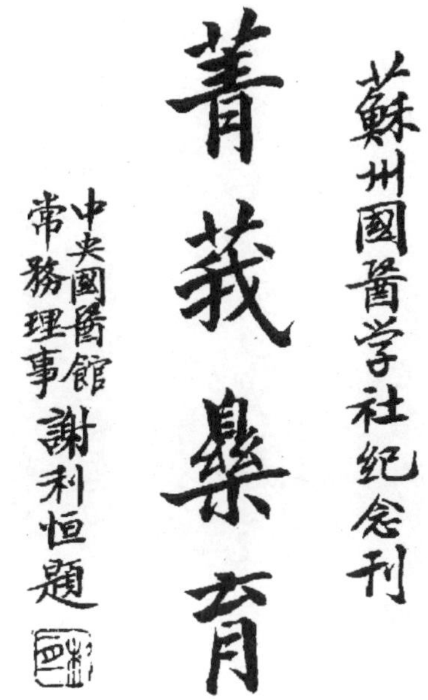

图101　刊物题词(《苏州国医学社纪念刊》,1934年)

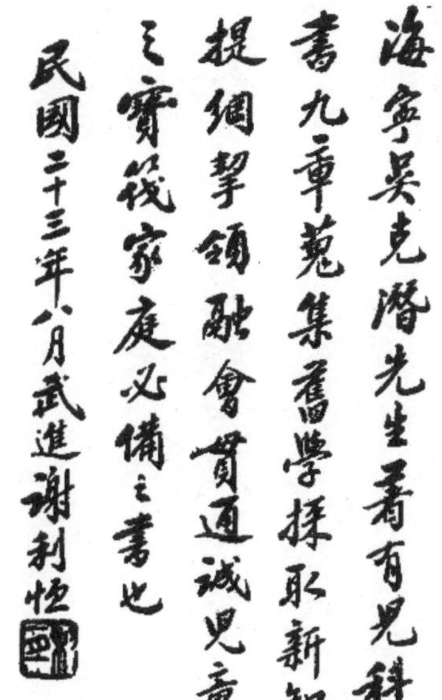

海寧吳克潛先生著有兒科書九種蒐集舊學採取新知提綱挈領融會貫通誠見童之寶筏家庭必備之書也

民國二十三年八月武進謝利恒

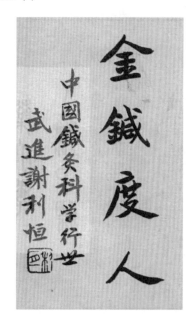

金鍼度人

中國鍼灸科學行世

武進謝利恒

图102　书内题词(吴克潜《吴氏儿科》,1934年)

图103　书内题词(周伯勤《中国针灸科学》,1934年)

近今良医，彙刊行者甚
夥而編撰其精當有規
矩者四十六家莫綦舉要
彙集朱編洵足為後學之
津梁醫林之楷範抹可
寶也

武進謝利恒題

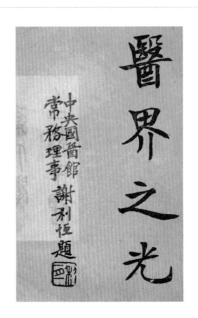

图 104　书内题词（姚若琴《宋元明清名医类案二编》，1934 年）

图 105　书内题词（陈景岐《国药字典》，1935 年）

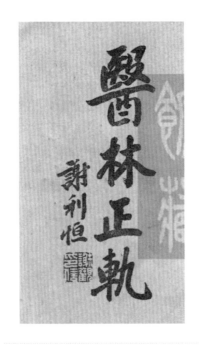

图 106　书内题词（姚若琴《临证医典》，1935 年）

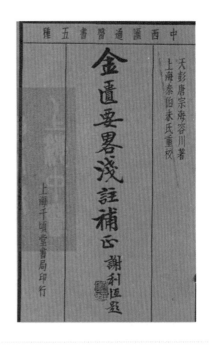

图 107　题署书名（唐容川《金匮要略浅注补正》，1935 年）

图108　刊物题词［《导报（上海）》，1938年］

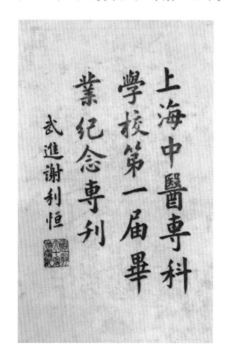

图109　题署刊名（《上海中医专科学校第一届毕业纪念专刊》，1940年）

王仲奇

　　王仲奇以医术与书法名闻于上海，求诊者颇多，政界要人段祺瑞、孙宝琦、冯轶裴等也曾邀诊求治。曾任神州国医学会监察、景和医科大学校董、徽宁医院院长等。

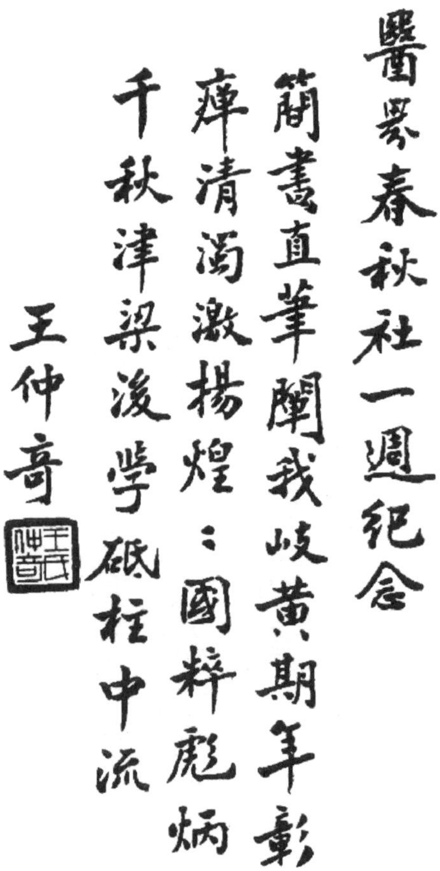

醫界春秋社一週紀念

簡書直筆闡我岐黃期年彰

瘴清濁激揚煌：國粹彪炳

千秋津梁後學砥柱中流

王仲奇

图 110　刊物题词（《医界春秋》，1927 年）

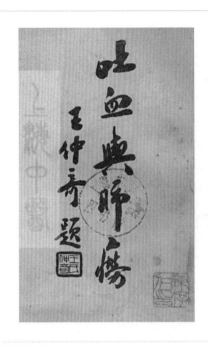

图 111　题署书名（杨志一《吐血与肺痨》，1929 年）

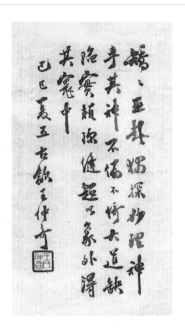

图 112　书内题词（杨志一《怪病奇治》，1929 年）

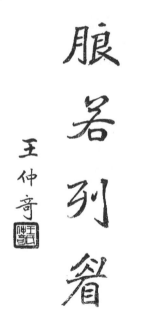

图 113　书内题词（叶劲秋《仲景学说之分析》，1929 年）

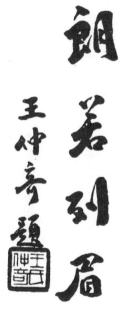

图 114　书内题词（潘杏初《标准药性大字典》，1935 年）

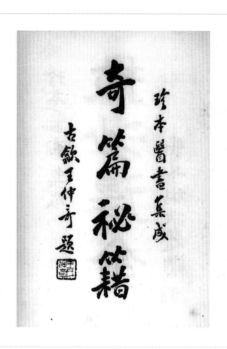

图 115　书内题词（裘吉生《珍本医书集成》，1936 年）

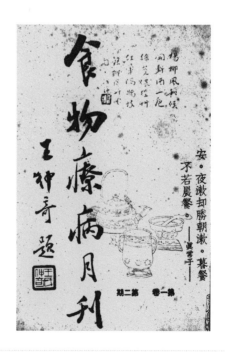

图 116　题署刊名（《食物疗病月刊》，1937 年）

陈无咎

　　陈无咎，号黄溪先生，与元代医家朱丹溪、明代虞花溪同称为"义乌三溪"，在上海行医鬻字，编写多部医书，讲授医学，求教者甚多。曾任中央国医馆编审委员会主席。

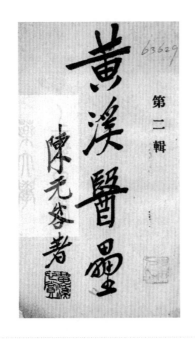

图 117　自题书名（陈无咎《黄溪医垒第二辑》，1924 年）

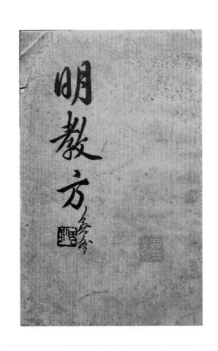

图 118　自题书名（陈无咎《明教方》，1926 年）

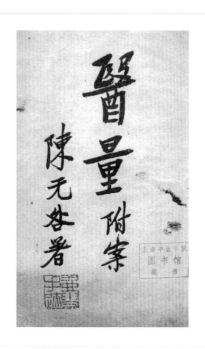

图119 自题书名（陈无咎《医量》，1928年）

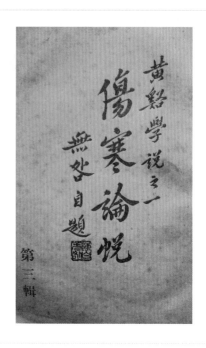

图120 自题书名（陈无咎《伤寒论蜕》，1929年）

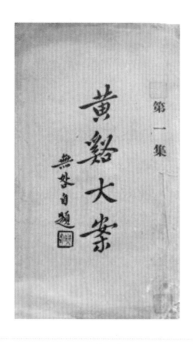

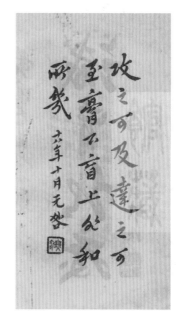

图121 自题书名及内页题词（陈无咎《黄溪大案》，1929年）

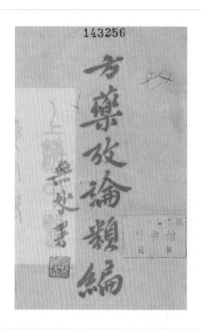

图 122 题署书名（张赞臣《方药考论类编》，1930 年）

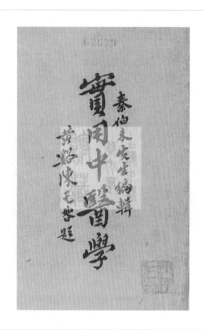

图 123 题署书名（秦伯未《实用中医学》，1931 年）

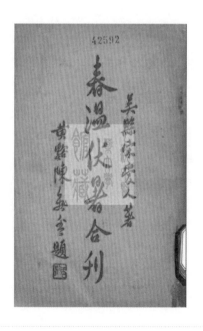

图 124 题署书名（宋爱人《春温伏暑合刊》，1934 年）

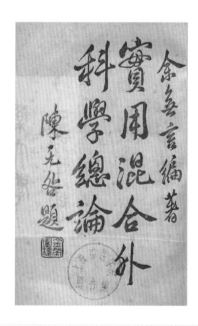

图 125 题署书名（余无言《实用混合外科学总论》，1934 年）

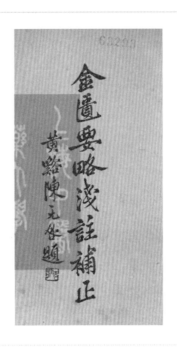

图 126　题署书名（唐容川《金匮要略浅注补正》，1935 年）

· 陈无咎与《医界春秋》杂志 ·

　　《医界春秋》为民国办刊时间较长，影响较大的一份中医学术期刊。创刊于 1926 年，至 1937 年抗战全面爆发而被迫停刊。主编张赞臣（1904—1993）邀请了诸多才高望重的医界名人为撰稿人。每逢周年纪念，有全国政界与社会名流，以及各地医学学校、团体、医家题写贺词。陈无咎不仅在此刊物上发表医学讲义、议案、论文、诗词、通信、评论等数十篇文稿，还为本刊题写了刊名，多次题写周年贺词。

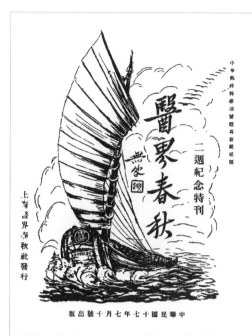

图 127　题署刊名（《医界春秋》二周年纪念特刊，1928 年）

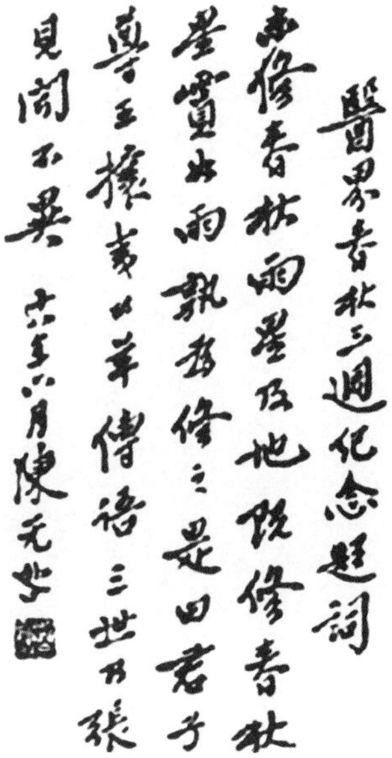

图 128　刊物题词（《医界春秋》三周年纪念特刊，1929 年）

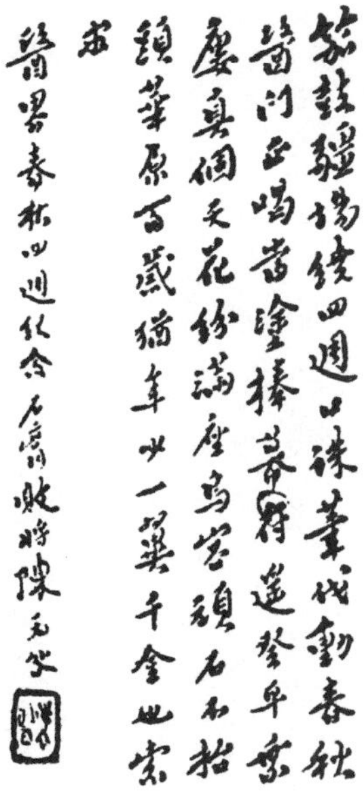

图 129　刊物题词（《医界春秋》四周年纪念特刊，1930 年）

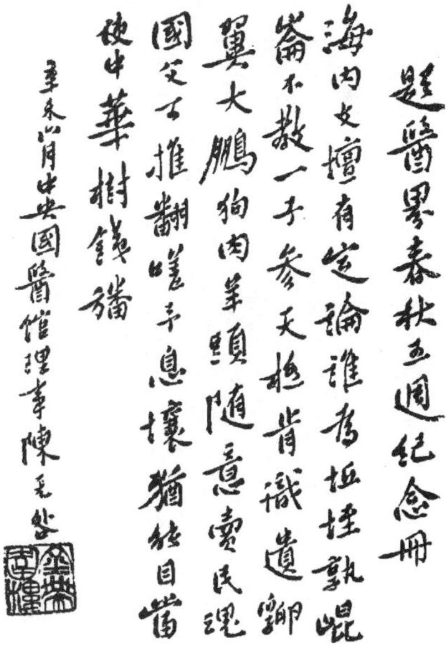

图 130　刊物题词（《医界春秋》五周年纪念特刊，1931 年）

郭柏良

郭柏良（1884—1967），江苏江阴人。先后从师无锡名医叶杏村和苏州名医盛亮臣。1913年开业于上海。适值时疫流行，病人接踵而至，蜚声沪上，尤其深得广东病人信仰。曾任上海粤商医院医务部主任、上海市国医公会常务理事。创办中国医学院，任院长之职。

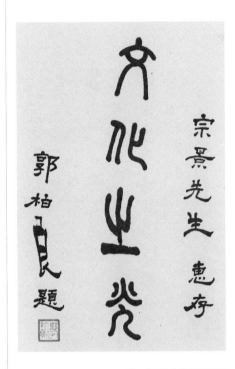

图131 书内题词（南宗景《中医内科全书》，1937年）

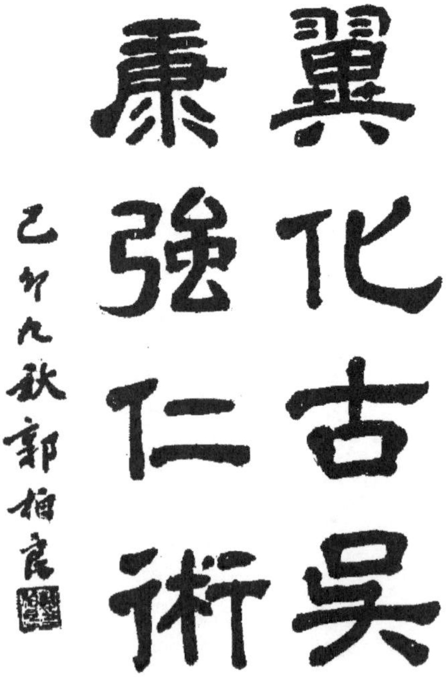

图132 刊物题词（《苏州国医医院院刊》，1939年）

顾渭川

顾渭川（1885—1966），江苏武进人。叔父顾兆麟为清代名医，顾氏自幼得其亲授，又入上海医学研究所学习针灸。学成后，以内科、针灸悬壶上海。1924年，江浙战争爆发，顾氏与伤科医家石晓山共同带队上海红十字会参加救援。

顾渭川曾任神州医药总会副会长、中央国医馆上海分馆馆长等职。1931年，神州医药总会改组为神州国医学会，并于次年发行《神州国医学报》。顾氏以隶书、篆书、行书、楷书等各字体为本刊题署刊名，分别登于创刊第一卷第一期至第五期，以及第三卷第二期。

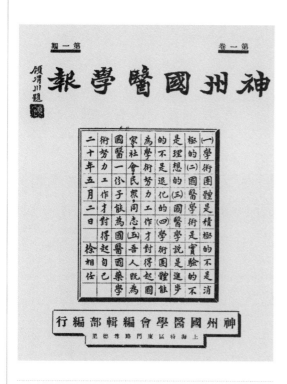

图 133　题署刊名（《神州国医学报》第一卷第一期，1932 年）

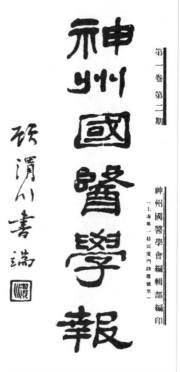

图 134　题署刊名（《神州国医学报》第一卷第二期，1932 年）

中華民國二十一年十一月十五日發行　第一卷　第三期

神州國醫學報

顾渭川書端

神州國醫學會編輯部編印

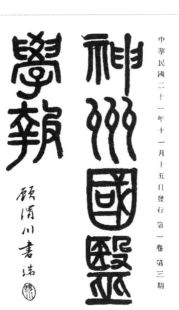

图 135　题署刊名(《神州国医学报》第一卷第三期，1932 年)

第一卷　第四期

神州國醫學報　顾渭川署端

中華民國二十一年十二月十五日出版（業於本月呈准上海市政府核轉內務部登記）

上海神州國醫學會通告

逕啓者本會編輯之國醫學報於第三期出版時即經分寄全體會員以便閱覽惟會員中因住址遷移以致該項月報及各種函件無法投遞經郵局退回者計有八十餘件之多亟應查明更正凡本會現擬編印最近會員名錄所有各會員地址如有變更務請在廿二年一月十五日以前函告到會以便更正編入幸勿延誤並希會員諸君互相轉告是所至盼此致

本會會員公鑒

上海神州國醫學會調查科啓

二十一、十二、十五日

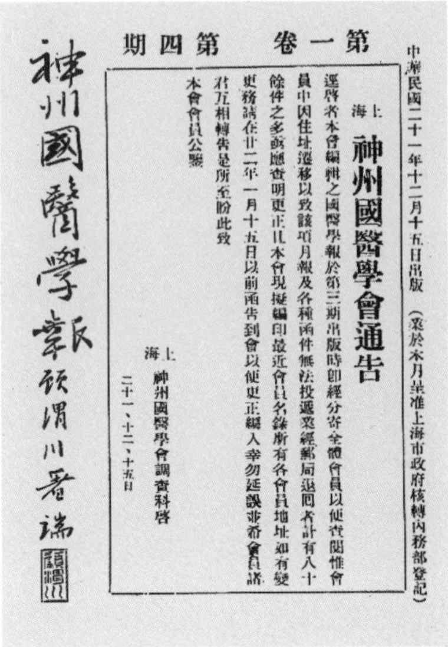

图 136　题署刊名(《神州国医学报》第一卷第四期，1932 年)

神州國醫學報　顾渭川署

新年號特刊

原第一卷第五期目錄

中華民國二十二年一月十五號發行

名畫　言論　學說　名著　醫案　雜俎　會務一束　新年游戲　新消息

上海廈門路尊德里神州國醫學會編輯部編印

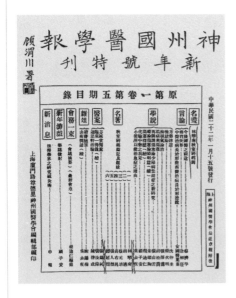

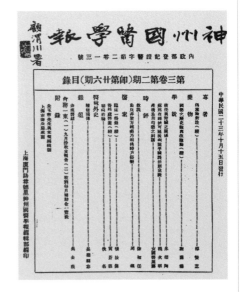

图 137　题署刊名(《神州国医学报》第一卷第五期，1933 年)

神州國醫學報　顾渭川署

內政部登記證醫字第二零一三號

第三卷第二期(即第廿六期)目錄

中華民國二十三年十月十五日發行

專著　藥物　學說　時評　醫案　醫林外史　雜俎　會務一束　附錄

上海廈門路尊德里神州國醫學報編輯部編印

图 138　题署刊名(《神州国医学报》第三卷第二期，1934 年)

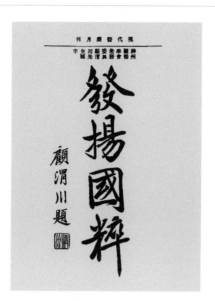

图 139　刊物题词（《现代医药月刊》，1933 年）

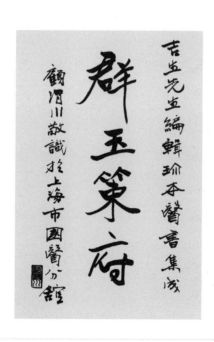

图 140　书内题词（裘吉生《珍本医书集成》，1936 年）

丁仲英

　　丁仲英（1886—1978），名医丁甘仁次子，岳父余听鸿亦为清末江苏名医。丁氏承家学，与侄子丁济万共同整理出版丁氏医著。曾创办《康健报》《中医周报》《光华医学杂志》等，热心慈善事业，任上海中医学会理事长、中央国医馆理事、上海国医分馆副馆长、国民大会中医代表等。

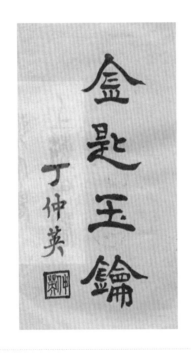

图 141　书内题词（张汝伟《咽喉病》，1933 年）

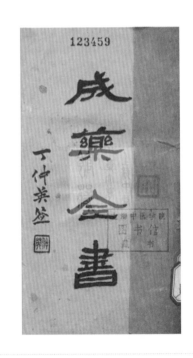

图 142　题署书名（钱立缙《成药全书》，1934 年）

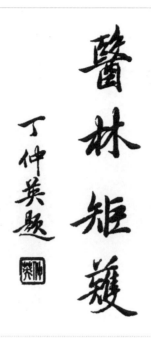

图 143　书内题词（姚若琴《宋元明清名医类案二编》，1934 年）

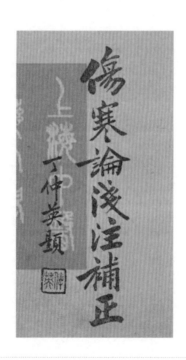

图 144　题署书名（唐容川《伤寒论浅注补正》，1935 年）

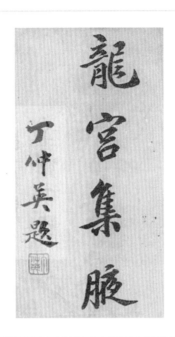

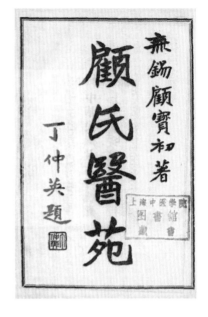

图 145　书内题词（黎年社《海上名医真案第一集》，1935 年）

图 146　题署书名（顾宝初《顾氏医苑》，1937 年）

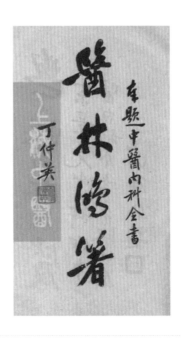

图 147　书内题词（南宗景《中医内科全书》，1937 年）

徐小圃

徐小圃为世传儿科医生，在近代上海家喻户晓，人们甚至将"徐小圃"用作俗语"小儿科"的代称。徐氏曾任神州医药总会副会长等职，与朱少坡、祝味菊等共同创办上海景和医科大学（原上海中医大学），为中医学校、医院、医会多次捐资。1948 年后离沪赴台。生平雅好收藏，集有唐宋以来历代名家书画，也喜收砚台，以觅得五云双星砚而命书室为"五云双星研斋"，与书画家钱瘦铁、符铸颇有交情。

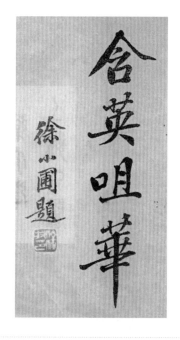

图 148　书内题词（黎年社《海上名医真案第一集》，1935 年）

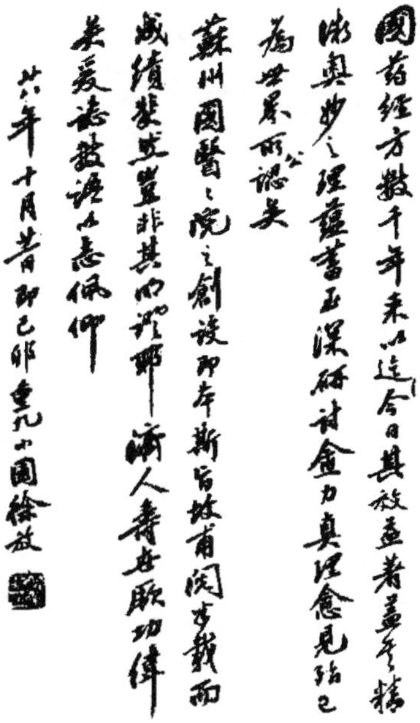

图 149　刊物题词（《苏州国医医院院刊》，1939 年）

方公溥

方公溥（1889—1948），广东普宁人。方氏原为普宁卫生局局长、杏春医院院长，于1926年左右迁沪，先后被聘为广济医院、宏济医院中医主任，治疗内、妇、儿科疾病。20世纪30年代，与秦伯未共同主编《中医世界》《家庭医学杂志》，任吴淞要塞司令部军医官、中医科学研究社副社长。1937年，方氏以气功疗法治愈一中风病人，此后"气功专家"之名盛传。方氏还将八仙桥的诊室建为气功治疗院，印行《气功治验录》，讲述自己医治的成功案例。据云，方氏幼年即随河南道人吕正原修习。方氏尚著有《涵虚室随笔》等。

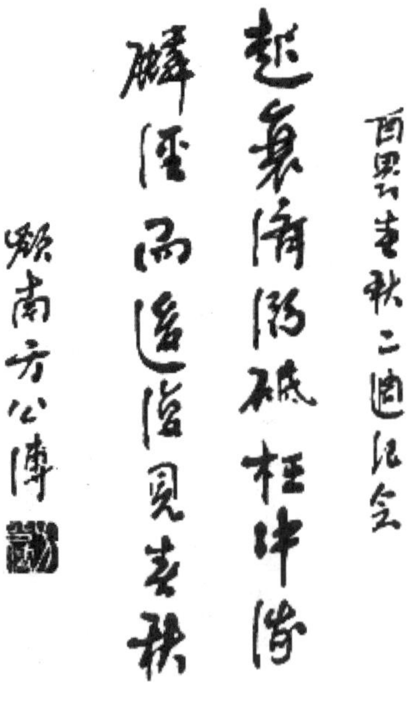

图 150　刊物题词（《医界春秋》二周年纪念专刊，1928年）

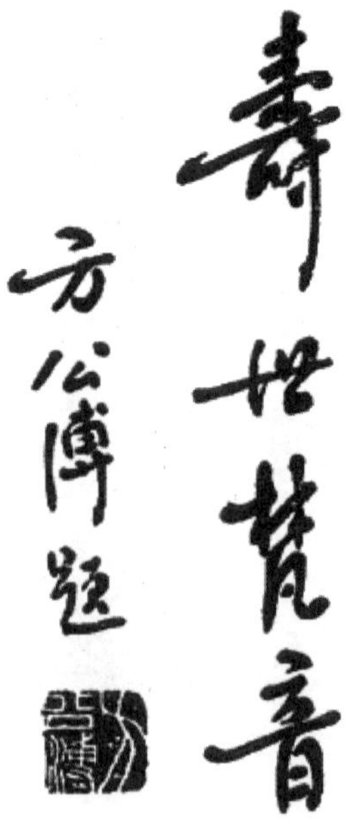

图 151　书内题词（秦伯未《清代名医医话精华》，1929年）

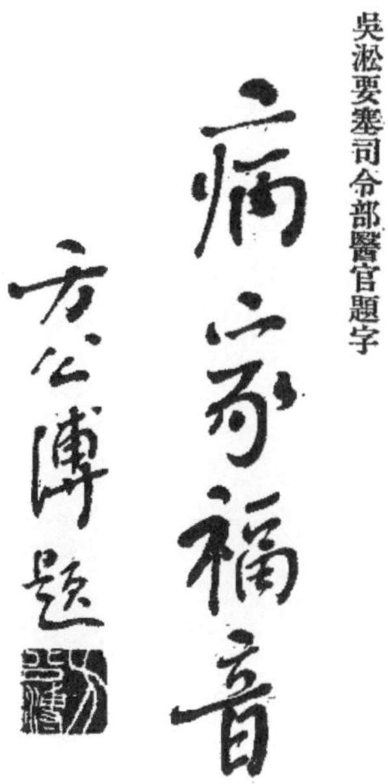

吳淞要塞司令部醫官題字
病家福音
方公溥題

图 152　书内题词（九一道人《万有丹方治病指南》，1931 年）

咽喉病新镜
方公溥题

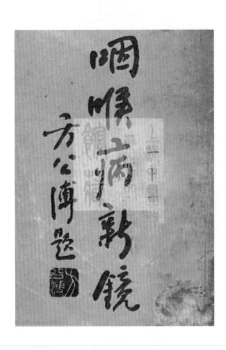

图 153　题署书名（张赞臣《咽喉病新镜》，1931 年）

单养和

　　单养和（1890—1971），江苏武澄芙蓉圩人。幼承家传，精于小儿科，擅长小儿推拿。1925年起，行医上海，名著一时。著有《单氏尊传》。

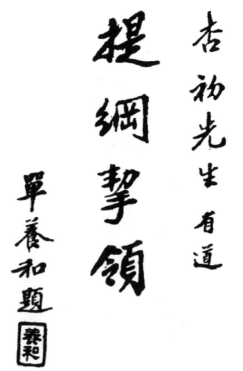

图154　书内题词（潘杏初《标准药性大字典》，1935年）

费子彬

　　费子彬（1891—1981），孟河名医费伯雄曾孙。1926 年，费氏迁沪行医，以擅长治疗肺痨病、疟痢等闻名，有"治痨圣手"之称，曾为军政要员、在华日人治愈肺病。费氏提倡食疗法，著有《民族健康基础食养疗法》等。1949年，迁居香港。其夫人侯碧漪精书善画。

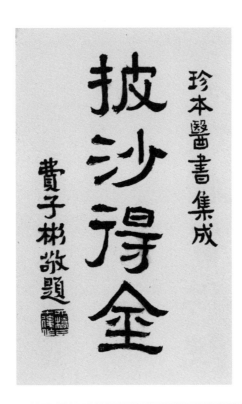

图 155　书内题词（裘吉生《珍本医书集成》，1936 年）

陆渊雷

　　陆渊雷幼年习儒，后从恽铁樵、章太炎研习医学与古文，执教于多所中医学校。擅长书法，为人题署题词，多用隶书。

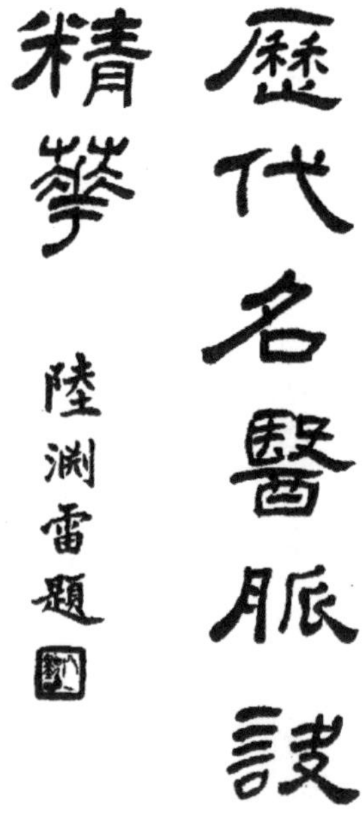

图 156　题署书名（蒋廷锡《历代名医脉诀精华》，1932 年）

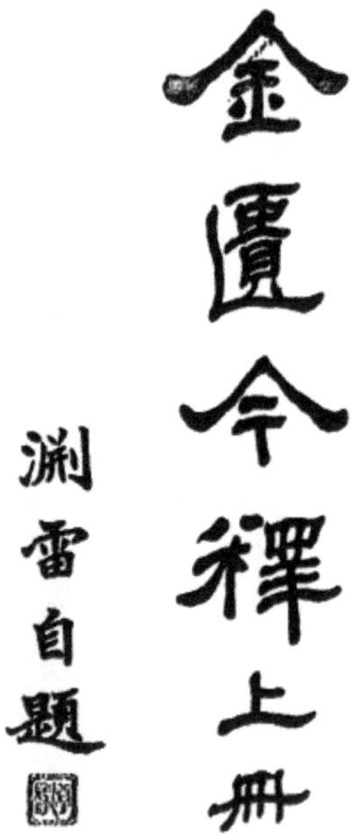

图 157　自题书名（陆渊雷《金匮要略今释》，1933 年）

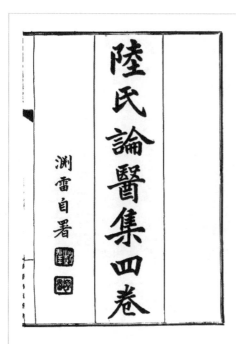

图158　自题书名（陆渊雷《陆氏论医集》，1933年）

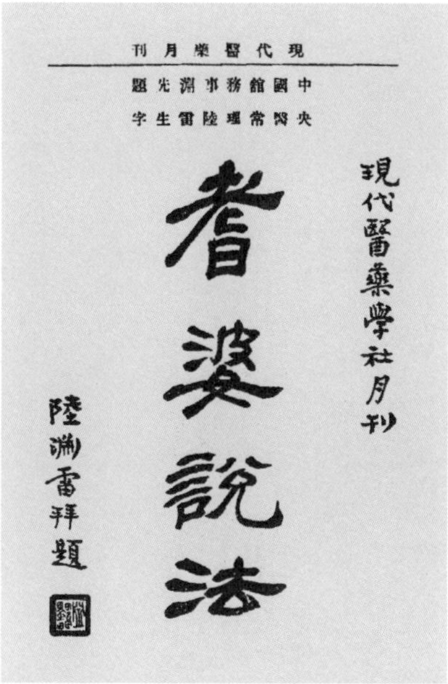

图159　刊物题词（《现代医药月刊》，1933年）

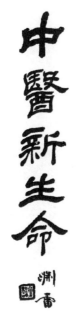

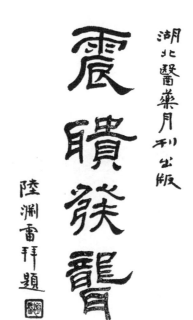

图160　题署刊名（《中医新生命》创刊号，1934年）

图161　刊物题词（《湖北医药月刊》，1935年）

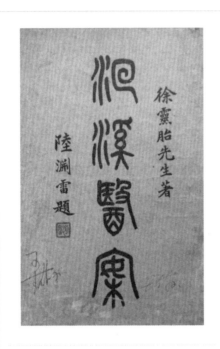

图162 题署书名（徐灵胎《洄溪医案》，1936 年）

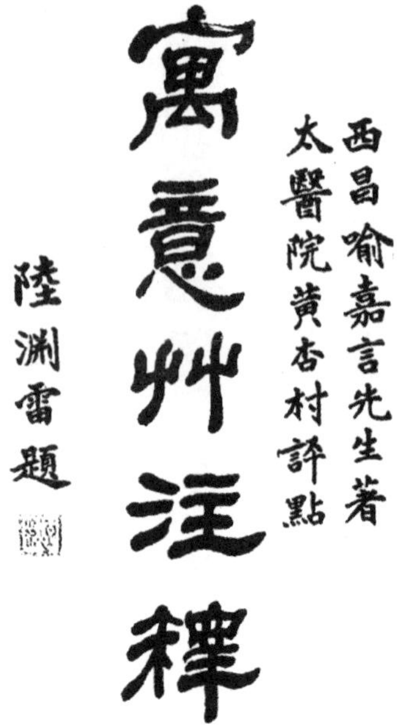

图163 题署书名（喻昌《寓意草注释》，1936 年）

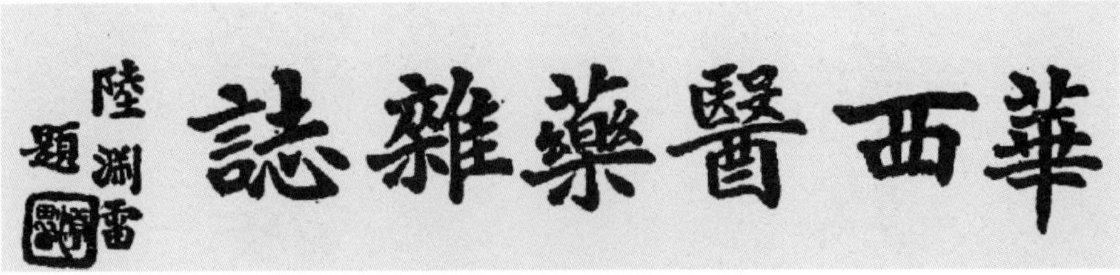

图164 题署刊名（《华西医药杂志》创刊号，1946 年）

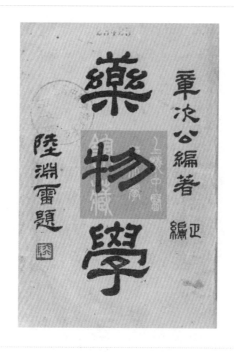

图 165　题署书名（章次公《药物学》，1949 年）

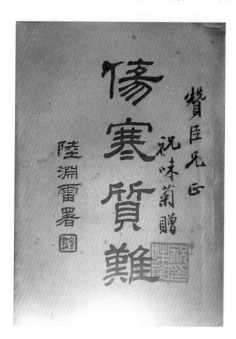

图 166　题署书名（祝味菊《伤寒质难》，1950 年，新昌天姥中医博物馆藏）

时逸人

　　时逸人（1896—1966），江苏仪征人。1928年，时氏创办"江左国医讲习所"于上海，并授课于上海中医专门学校、中国医学院，主讲温病与时疫。后受聘于山西中医改进研究会，主编《山西医学杂志》近十年。抗战后，辗转武汉等地，返回上海，任教于多所中医学校。著有《中国时令病学》等。

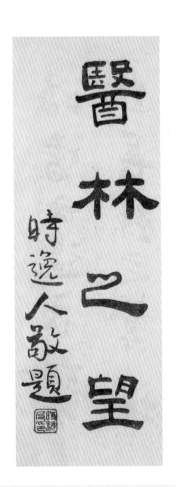

图 167　刊物题词（《医钟》，1932年）

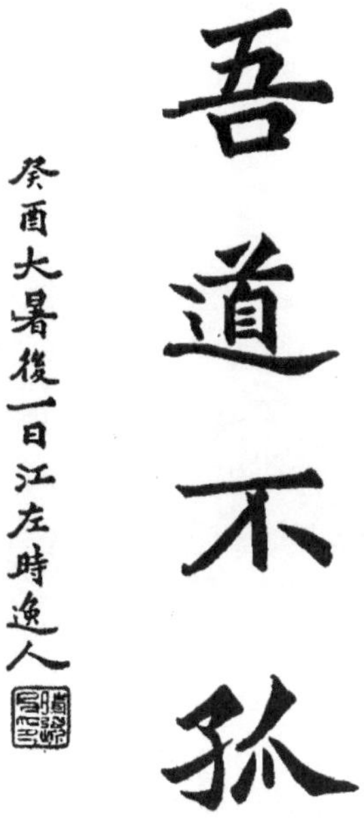

吾道不孤

癸酉大暑後一日江左時逸人

图 168　书内题词（时逸人《温病全书》，1933 年）

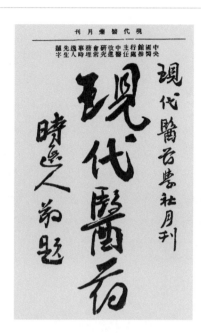

現代醫藥

時逸人題

图 169　刊物题词（《现代医药月刊》，1933 年）

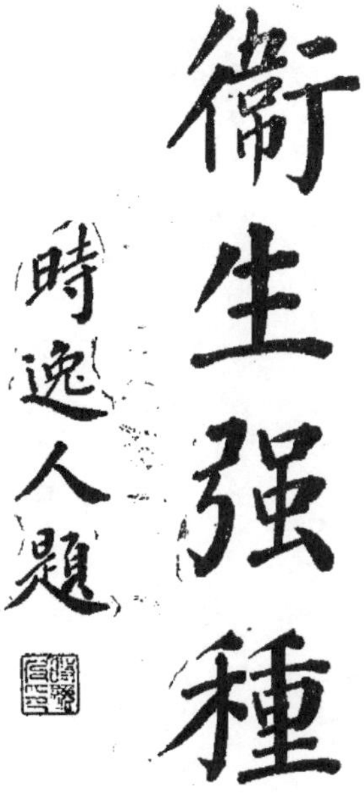

衛生強種

時逸人題

图 170　刊物题词（《卫生杂志》，1934 年）

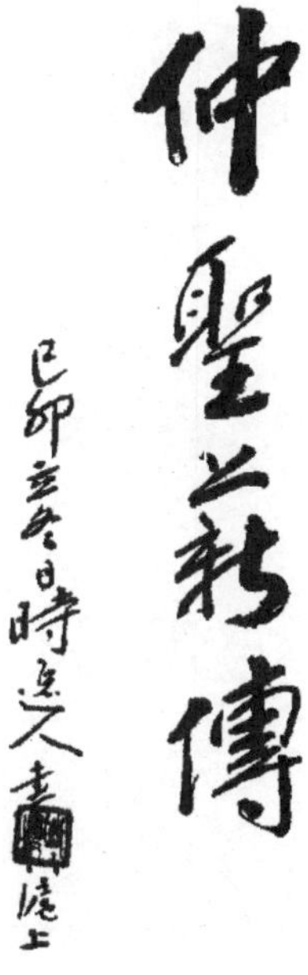

仲聖薪傳

时逸人书

图 171　刊物题词（《苏州国医医院院刊》，1939 年）

许半龙

　　许半龙，字盥孚。与长兄许康侯均从同里"吴江文皇帝"金松岑习文，入南社，与柳亚子相交。许氏发表诗文常署"许盥孚"，著有《静观轩诗钞》等。柳亚子在为其所作《静观轩记》中称赞"（芦墟）后起之贤，吾必以许子盥孚为巨擘焉……其文朴质而无华，其为学务实而不噉名，盖真能无愧于静者"。许氏因家学渊源而从医，擅长中医外科、喉科。其一生41年，虽为短暂，论著却颇为丰富，尤其是其在中国医学院任教期间（1927—1939），撰写了大量医论医著。曾任上海中医学会执委、上海市国医公会执委。

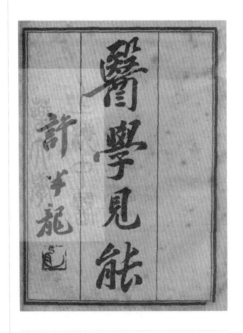

图 172　题署书名（唐容川《医学见能》，1930 年）

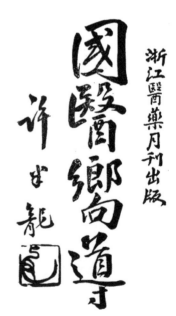

图 173　刊物题词（《浙江医药月刊》，1930 年）

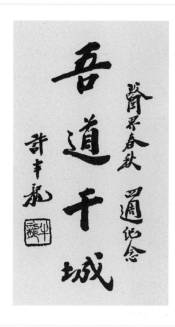

图 174　刊物题词（《医界春秋》，1930 年）

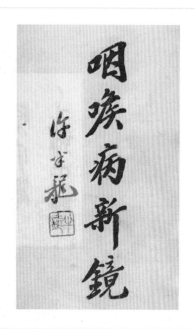

图 175　题署书名（张赞臣《咽喉病新镜》，1931 年）

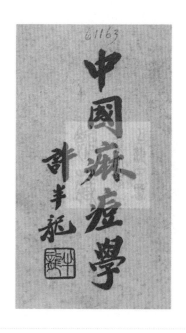

图 176　题署书名（朱寿朋《中国麻痘学》，1933 年）

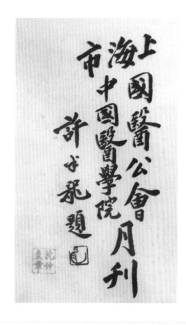

图 177　题署刊名（《上海市国医公会中国医学院月刊》，1933 年）

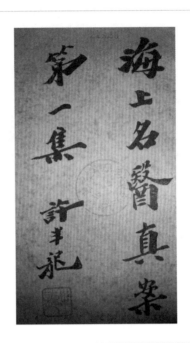

图 178　题署书名（黎年社《海上名医真案第一集》，1935 年）

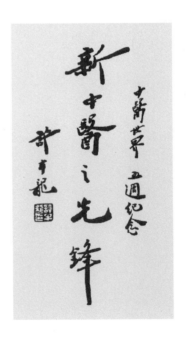

图 179　刊物题词（《中医世界》，1936 年）

吴克潜

吴克潜（1898—1991），浙江海宁人。幼承家学，于 1926 年左右迁沪行医，在上海中医专门学校、上海中国医学院担任儿科学教授。创办《医药新闻》报，著《病源辞典》《药性辞典》《吴氏儿科》等。在医学之外，喜欢研究棋艺，常去天蟾茶楼招友对弈。

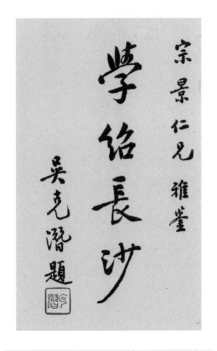

图 180 书内题词（南宗景《中医内科全书》，1937 年）

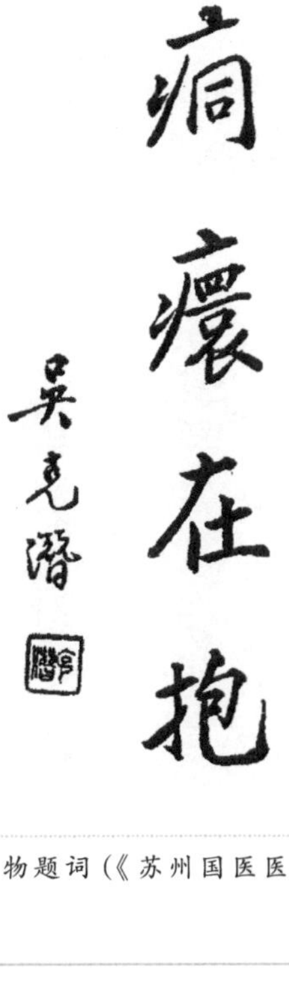

图 181 刊物题词（《苏州国医医院院刊》，1939 年）

严苍山

严苍山擅长诗文，在 1922 年与秦伯未、王一仁、许半龙等共同创立诗社"沧社"。著《五丝斋诗稿》等。于书法上精研孙过庭《书谱》，深得精髓，字体隽秀圆美。

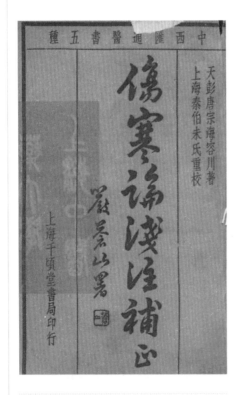

图 182　题署书名（唐容川《伤寒论浅注补正》，1935 年）

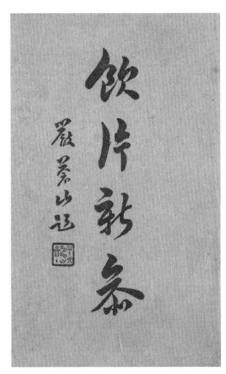

图 183　题署书名（王一仁《饮片新参》，1935 年）

蒋文芳

蒋文芳，生卒不详，祖籍江苏武进。幼年随父迁居上海江湾，习儒学医，于1920年开业于江湾。1929年参加全国医药团体抗争活动，为赴南京请愿代表之一。1932年起，执教于中国医学院，任教务长、副院长等职。主编《长寿报》。

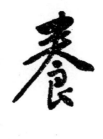

图184　刊物题词（《卫生杂志》，1932年）

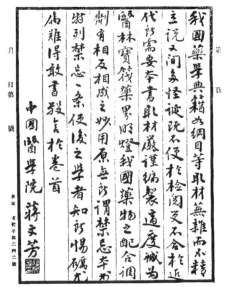

上海市國醫公會用箋

我國藥學典籍如綱目等取材蕪難而不精
主說又間多怪誕既不便於檢閱又不合於近
代之需要奉書取材嚴謹編製適度誠為
醫林寶筏藥界明燈我國藥物之配合調
劑有相反相成之妙用原無所謂禁忌辛為
特別禁忌一案使後之學者知所惕礪尤
為難得敬書數言於卷首

中國醫學院　蔣文芳

图 185　书内题词（吴克潜《药性字典》，1933 年）

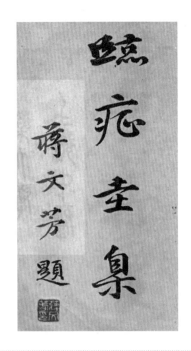

鱗疬垂彙

蔣文芳題

图 186　书内题词（黎年社《海上名医真案第一集》，1935 年）

章巨膺

　　章巨膺（1899—1972），江苏江阴人，世代习儒。章氏因幼年多病而萌习医之志。1919 年，章氏任职于上海商务印书馆，同时自学医学。1925 年，曾在商务印书馆任职的恽铁樵创办中医函授学校，章氏为之提出建议，恽氏大为赞赏，邀请其协助教务，并指点医学。由此，章氏成为恽氏入室弟子。1928 年，章氏开设门诊于闸北。其后，执教于上海国医学院、上海中国医学院、上海新中国医学院，主讲伤寒、温病。著《医林尚友录》《温热辨惑》《儿病常识》等。

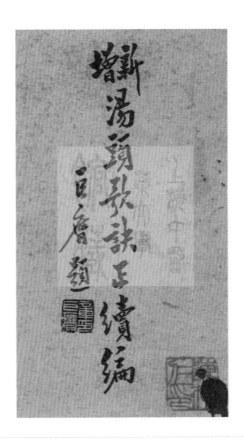

图 187　题署书名（汪昂《新增汤头歌诀正续编》，1948 年）

秦伯未

　　秦伯未出生于儒医之家，擅诗词书画，早年即入南社。1919年，入学上海中医专门学校。毕业后，留校任教，创办上海中医书局、上海中国医学院、中央疗养院等，与方公溥主编《中医世界》杂志，任职各医药团体及中央国医馆名誉理事。著有《秦伯未诗集》《谦斋诗词集》《清代名医医案精华》《秦氏内经学》等。生平好饮，立酒社、诗社若干，闲暇时与好友饮酒赋诗，题字作画。

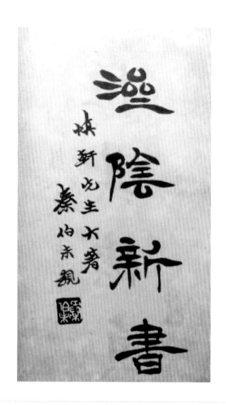

图188　书内题词（王慎轩《胎产病理学》，1930年）

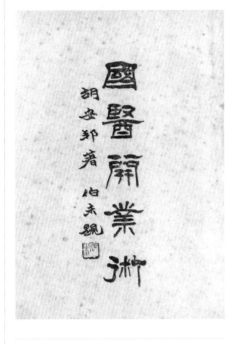

图189 题署书名（胡安邦《国医开业术》，1933 年）

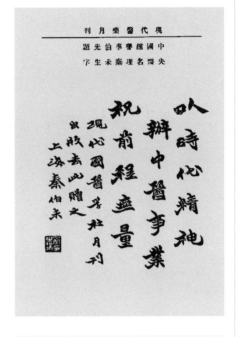

图190 刊物题词（《现代医药月刊》，1933 年）

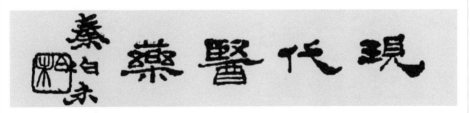

图191 题署刊名（《现代医药月刊》，1934 年）

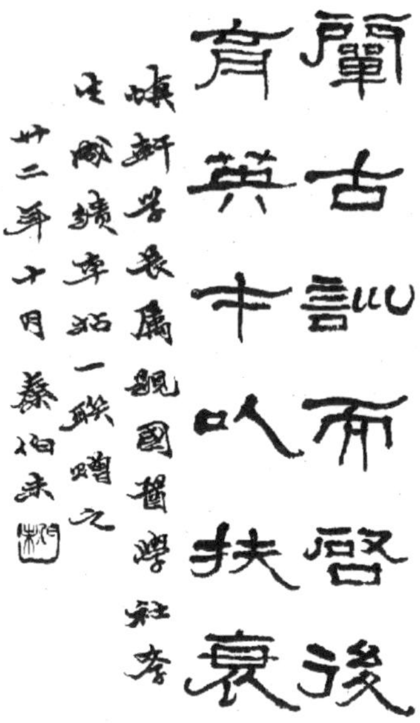

闡古訓此而啓後育英才以扶衰

嫩新苕長屬觀國醫學社者任咸績卓站一聯嚼之

廿二年十月秦伯未

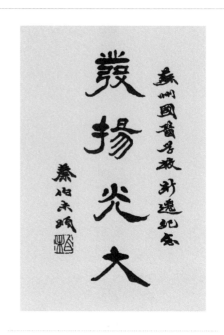

發揚光大

蘇州國醫學校新選紀念

秦伯未頌

图 192　刊物题词（《苏州国医学社纪念刊》，1934 年）

图 193　刊物题词（《苏州国医杂志》新迁校舍纪念特刊，1935 年）

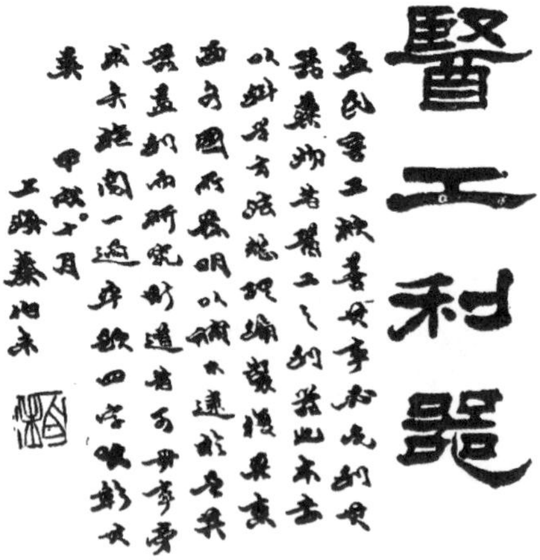

醫工利器

孟氏曾工欲善其事和先利其器秦姓者蓋二之刘若此本立以刘名方治能識編蒙授果真西方四医研明以補中医之缺吳孟剞布所究彷遠者多尹李雳成未雜阔一遊末歐四字收彭文甲戌七月上海秦伯未

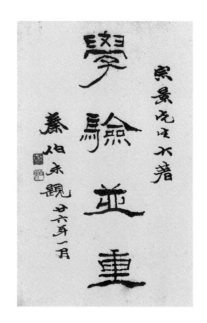

學驗並重

宗景先生不著

秦伯未觀 廿六年一月

图 194　书内题词（潘杏初《标准药性大字典》，1935 年）

图 195　书内题词（南宗景《中医内科全书》，1937 年）

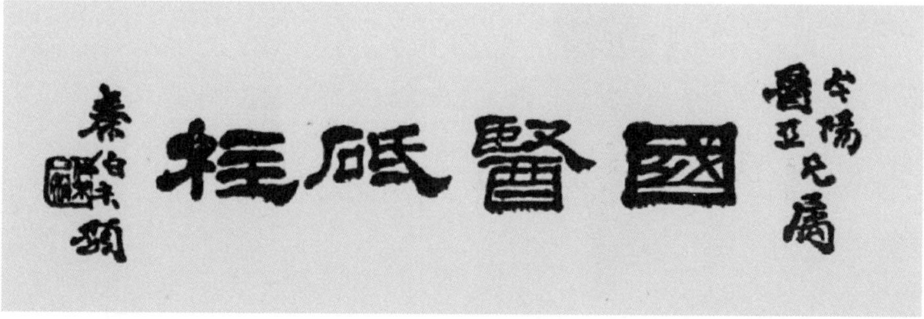

图 196　题署刊名（《国医砥柱》，1943 年）

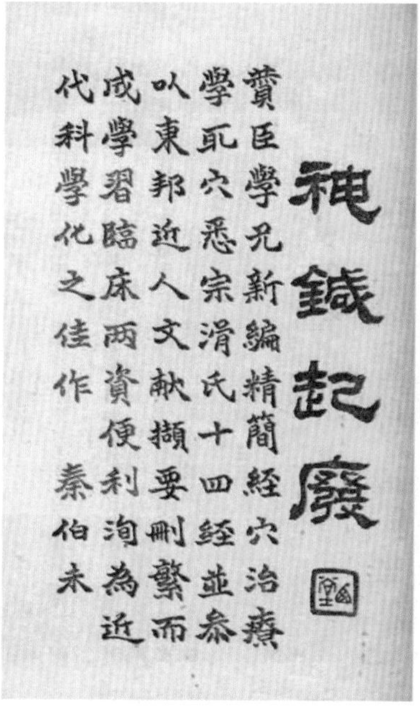

图 197　书内题词（张赞臣《经穴治疗学》，1953 年）

程门雪

程门雪少年师从名医汪莲石，由汪氏推荐，拜于丁甘仁门下，入学上海中医专门学校。24 岁毕业，留校任教，主讲《金匮要略》，撰讲义、著论文。中年后尤发奋读书，作伤寒歌诀、妇科歌诀等，批点伤寒诸本。自命书屋曰"晚学轩""补读斋"，以示学无止境、学不嫌迟的感悟。喜诗文书画，与秦伯未等共结医家诗社"经社"。

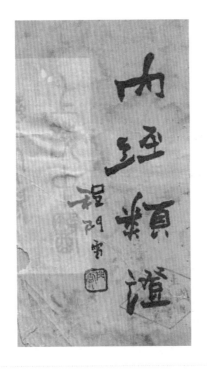

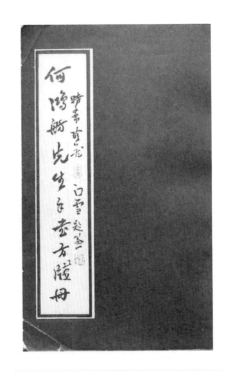

图 198　题署书名（秦伯未《内经类证》，1929 年）

图 199　题署书名（何时希《何鸿舫先生手书方笺册》，1984 年）

何时希

何时希（1915—1997），江南何氏世医第28代传人，何鸿舫之孙，程门雪入室弟子。毕业于上海中医学院，17岁即开诊于上海广益中医院，善治妇科。同时任教于上海中医学院、中国医学院等校。喜爱京剧，入"和鸣社"等业余京剧社团，与俞振飞等小生名家相交。著《小生旧闻录》《雪斋闻见随笔》《中国历代医家传录》等，整理何氏、程氏医学著作，如《何氏八百年医学》《程门雪诗书画集》等。

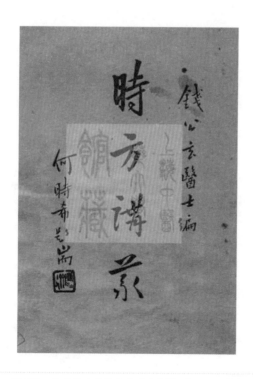

图200　题署书名（钱公玄《时方讲义》，1941年）

民国时期，一些医药书刊广泛征集名人题词，展现所受到的业界褒扬，以示本书刊的价值，借此播名延誉。如北平中医专门学校教授蒋玉伯所著《中国药物学集成》，此书在上海国药研究社刊行，由丁仲英、夏应堂、谢利恒等九位上海医界名人为其题词。方慎盦的《金针秘传》集当时政界要人、社会名流，以及医界名家题词手迹约有 80 幅，而北平药局的《京药集成》专集医药团体、海上名医题词，仅医家题词就达 50 余幅。在各中医期刊中，《国医导报》征集医家题词尤多，约有近 60 幅。这些书刊保留了医家手迹，使民国三十年代的医家群体得以一窥。

《中国药物学集成》

蒋玉伯著，1935 年上海国药研究社刊行。《申报》介绍本书为"国药科学化之巨著，国医界空前的杰作"，由蒋先生"就其数十载教授经验、研究心得与十余年心血，成此精要巨著"。内有丁仲英、夏应堂、谢利恒、顾渭川、张赞臣、王仲奇、蒋文芳、郭柏良、薛文元九位医家题词（图 201～图 204）。

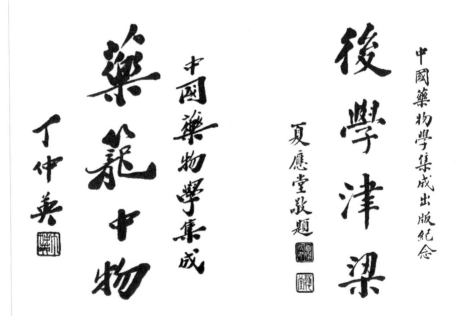

图 201　丁仲英题词　　　　　　　　图 202　夏应堂题词

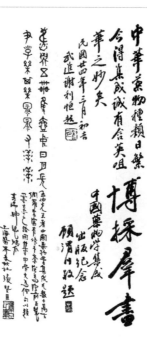

中華藥物種類日繁
今得集成誠有合英咀
華之妙矣

民國艻年三月初吉
武進謝利恒題

博採群書

中國藥物學集成
出版紀念
顧渭川敬題

中國藥物學集成

上海醫界春秋社社長張贊臣題

图 203　谢利恒、顾渭川、张赞臣题词

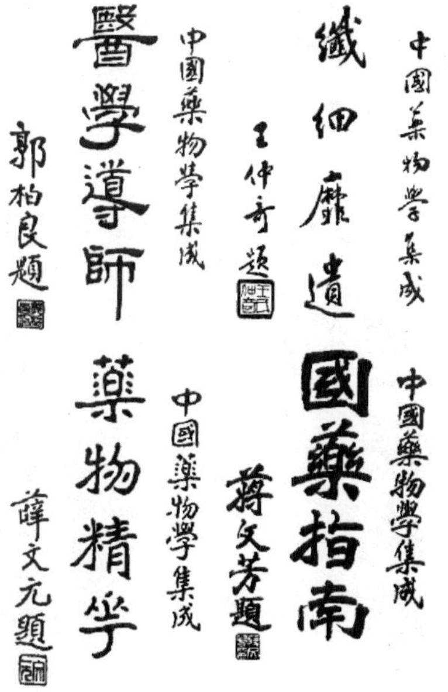

医学导师

郭柏良题

藥物精学

薛文元题

纖細靡遺

中國藥物學集成
王仲奇題

國藥指南

中國藥物學集成
蔣文芳題

中國藥物學集成

中國藥物學集成

图 204　王仲奇、蒋文芳、郭柏良、薛文元题词

《金针秘传》

方慎庵编著，1937年上海医学回澜社刊行。书内集政界要人、社会名流，以及医界名家题词手迹约80幅，其中有20余位医家题词，包括丁济万、顾渭川、沈仲芳、钱同高、钱今阳、徐相任、郭柏良、徐小圃、俞同芳、王仲奇、谢利恒、沈芝九、贺芸生、唐吉父、蔡济平、秦伯未、陆士谔、陈佐赓、严二陵、刘民叔、石筱山、夏理彬、许寿彭等（图205～图208）。

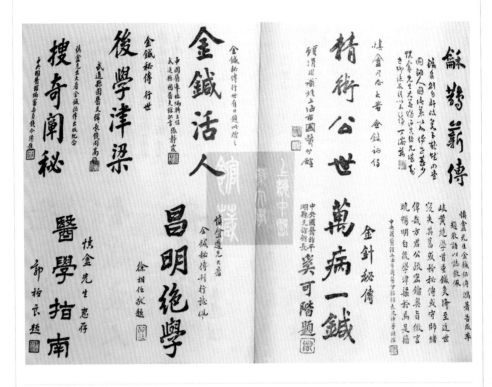

图205　丁济万、顾渭川、沈仲芳、奚可阶、钱同高、钱今阳、张静霞、徐相任、郭柏良题词

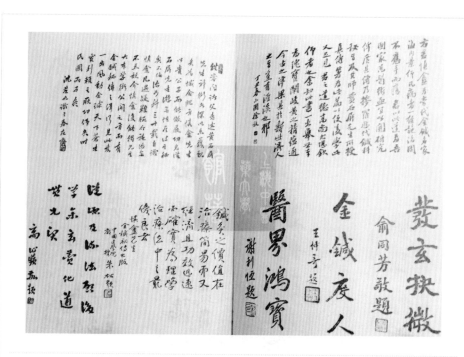

图 206　徐小圃、俞同芳、王仲奇、谢利恒、沈芝九、高泗蘋题词

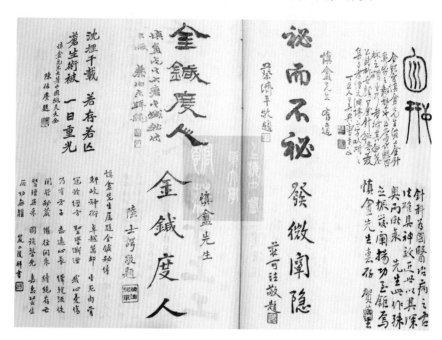

图 207　唐吉父、蔡济平、贺芸生、庄可法、秦伯未、陆士谔、陈佐赓、严二陵题词

海上医事——近代上海中医文化　医家遗墨

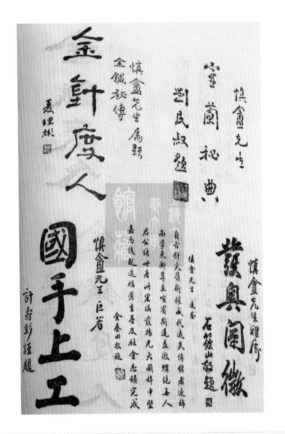

图 208　刘民叔、石筱山、夏理彬、许寿彭题词

《京药集成》

北平药局编印，1938年出版。本书介绍该药局及北平其他各家制药厂生产的中成药名称、功效。书后附有上海市医生一览表。书内正文之前收集医药团体与海上名医题词，其中医家题词近50余幅，按照分科排序（图209～图235）。

内科名医：丁仲英、丁济万、丁济华、丁济民、蔡济平、谢利恒、朱少鸿、章次公、秦伯未、叶熙春、方公溥、郭柏良、戎明士、顾渭川、陆士谔、严二陵、陈无咎、顾福如、管理平、刘民叔。

肺病名医：陈存仁、顾拜言、费子彬、冯子钧。

妇科名医：严苍山、陈大年、蔡香荪、蔡幼笙、郑燕山、俞同芳、唐吉父、王慎轩、朱南山。

儿科名家：徐衡之、章巨膺、徐小圃、徐丽洲、朱子云、沈仲芳。

伤科名家：石筱山、包句香、张赞臣、顾筱岩、钱龙章、谢也农。

咽喉眼科名家：马伯孙、俞岐山。

针灸名家：党波平、龚醒斋、方慎盒、严肃容、严柏风、刘野樵。

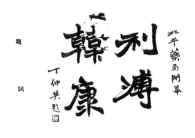

图209　丁仲英、丁济万题词

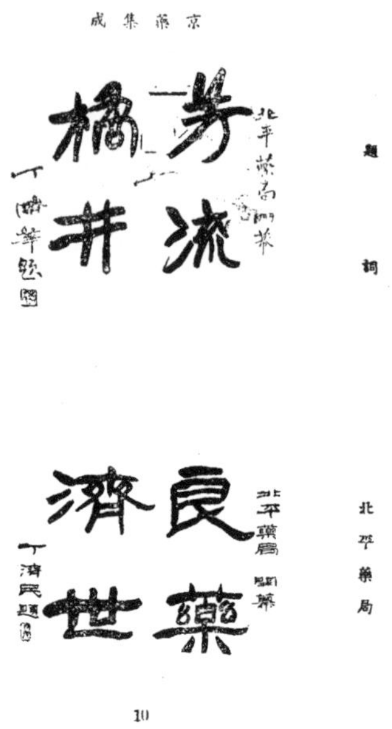

图210　丁济华、丁济民题词

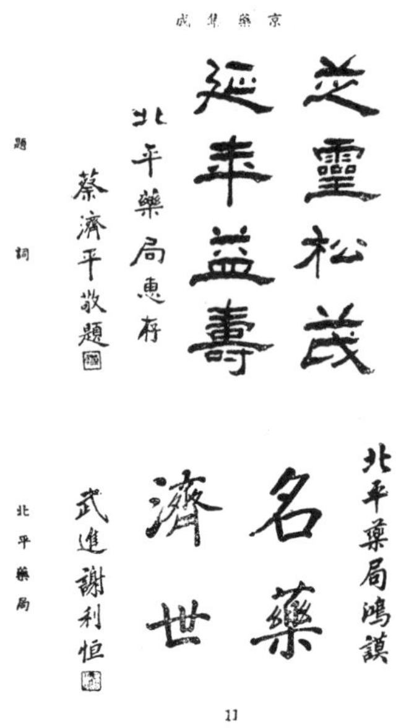

图211　蔡济平、谢利恒题词

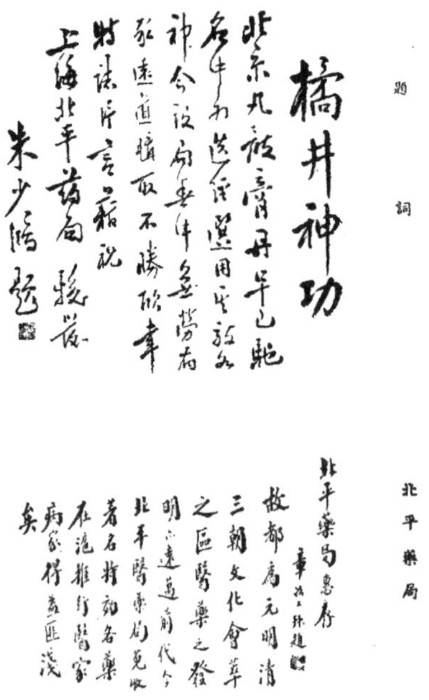

图212　朱少鸿、章次公题词

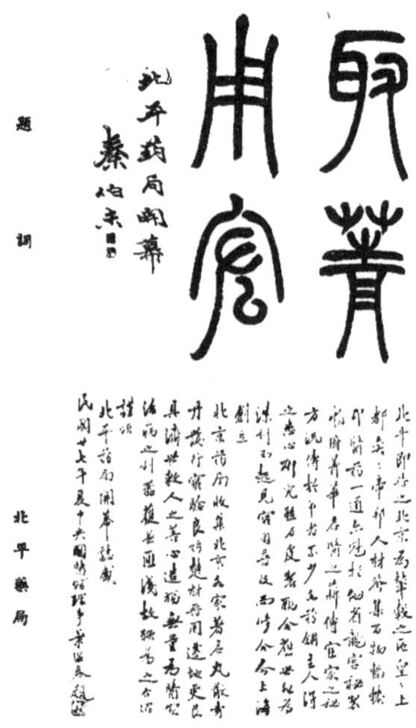

图213　秦伯未、叶熙春题词

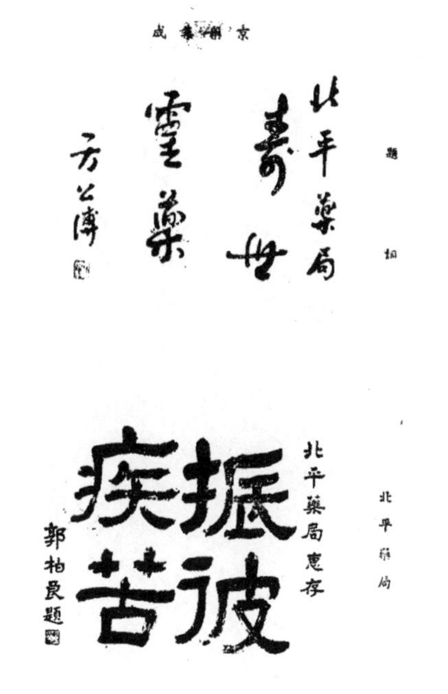

图214　方公溥、郭柏良题词

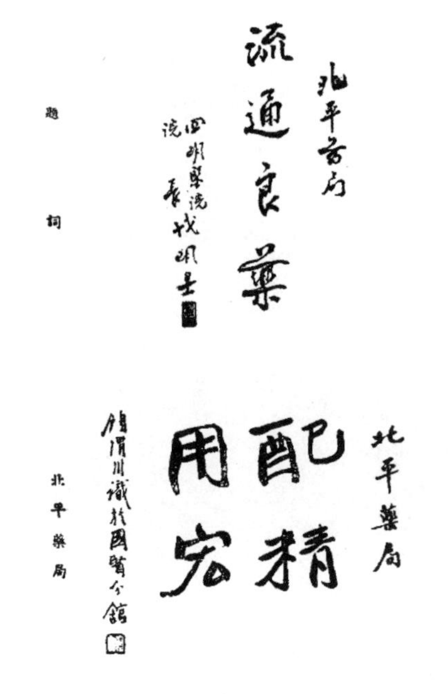

图215　戎明士、顾渭川题词

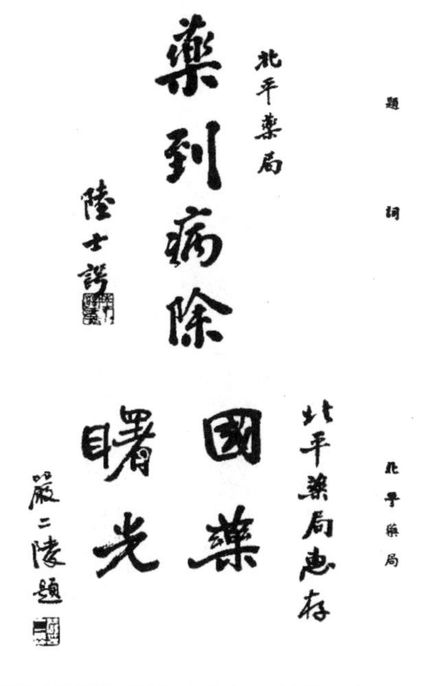

图216　陆士谔、严二陵题词

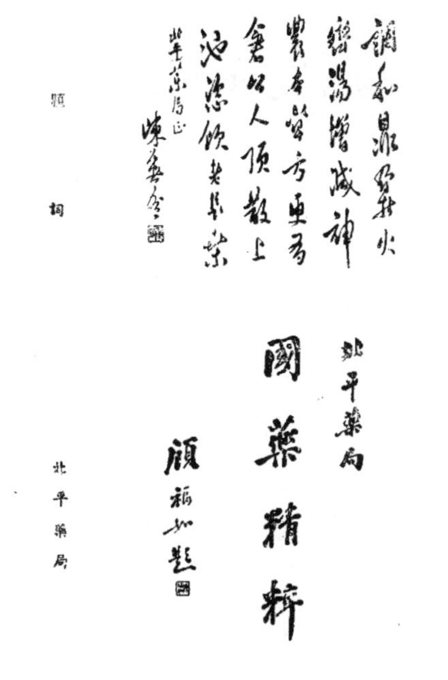

图217　陈无咎、顾福如题词

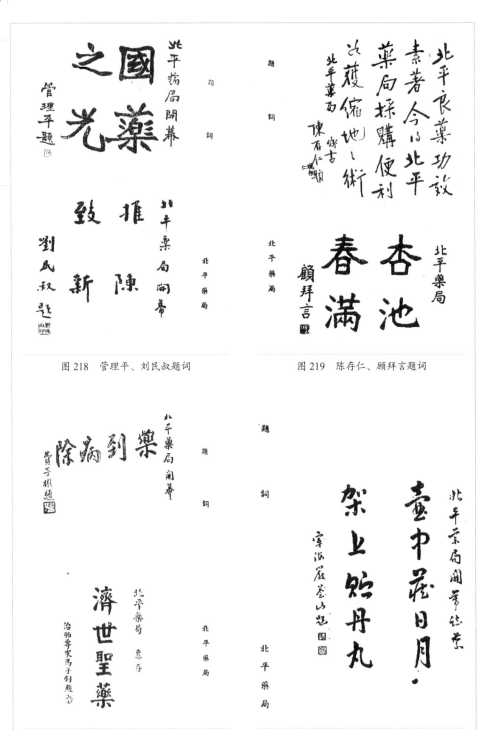

图218　管理平、刘民叔题词

图219　陈存仁、顾拜言题词

图220　费子彬、冯子钧题词

图221　严苍山题词

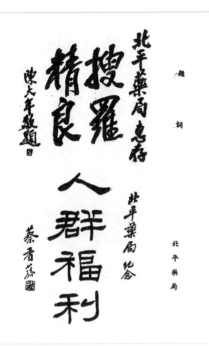

图 222　陈大年、蔡香荪题词　　　　图 223　蔡幼笙、郑燕山题词

图 224　俞同芳、唐吉父题词　　　　图 225　王慎轩、朱南山题词

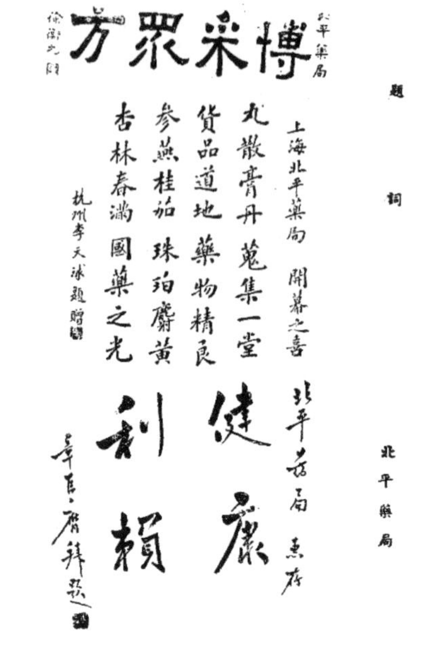

图 226　徐衡之、章巨膺题词

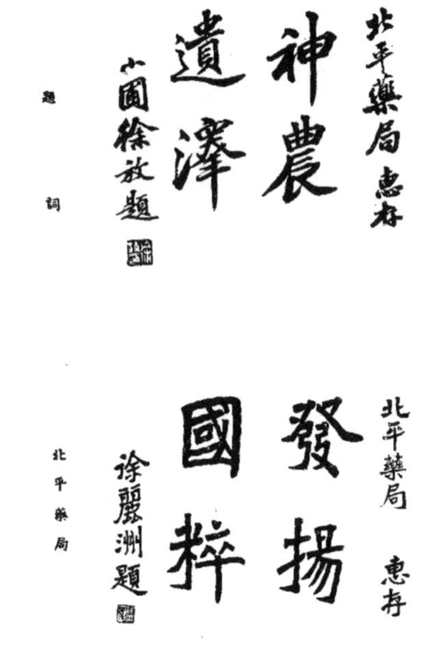

图 227　徐小圃、徐丽洲题词

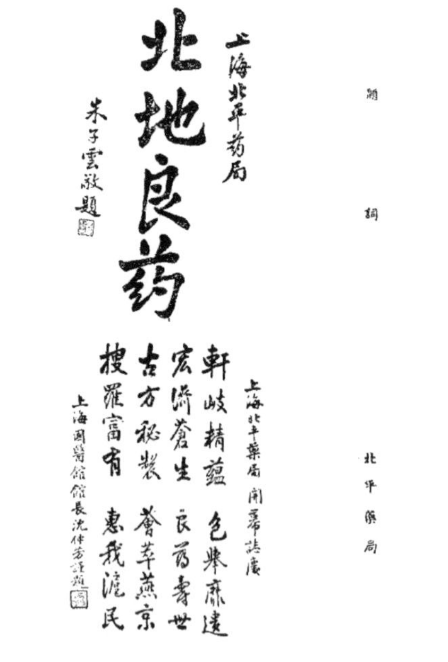

图 228　朱子云、沈仲芳题词

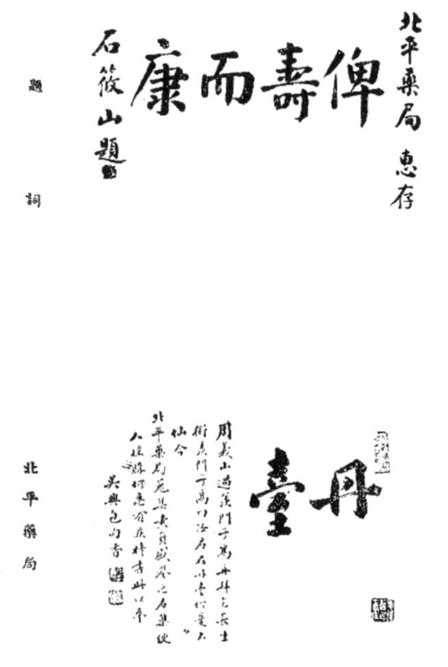

图 229　石筱山、包句香题词

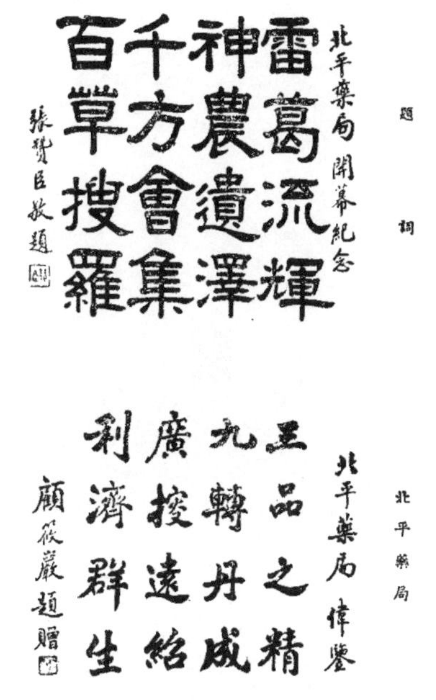

雷葛流輝　北平藥局開幕紀念
神農遺澤
千方會集
百草搜羅　張贊臣敬題

博採
靈丹　北平藥局
　錢龍章

題詞

上品之精　北平藥局偉鑒
九轉丹成
廣搜遠紹
利濟群生　顧筱巖題贈

大地
回春　北平藥局開幕之喜
　謝也農頌

北平藥局

題詞

图230　张赞臣、顾筱岩题词

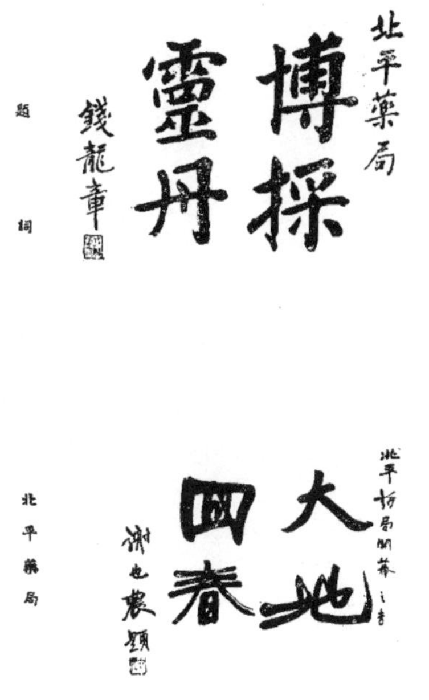

图231　钱龙章、谢也农题词

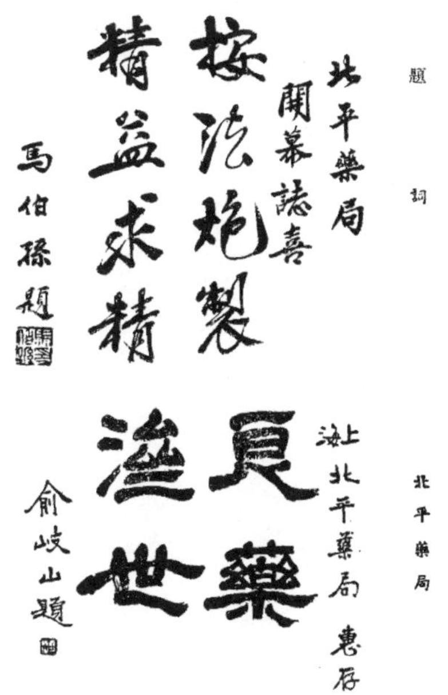

按泣炮製　北平藥局開幕誌喜
精益求精　馬伯孫題

良藥
濟世　上海北平藥局惠存
　俞岐山題

題詞

北平藥局

國藥
精華　北平藥局
　曉溪平題

故都
精華　上海北平藥局開幕誌喜
　龔醒齋

題詞

北平藥局

图232　马伯孙、俞岐山题词

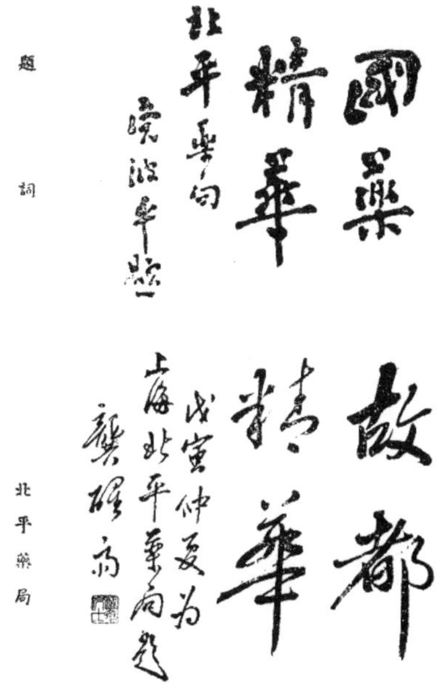

图233　党波平、龚醒斋题词

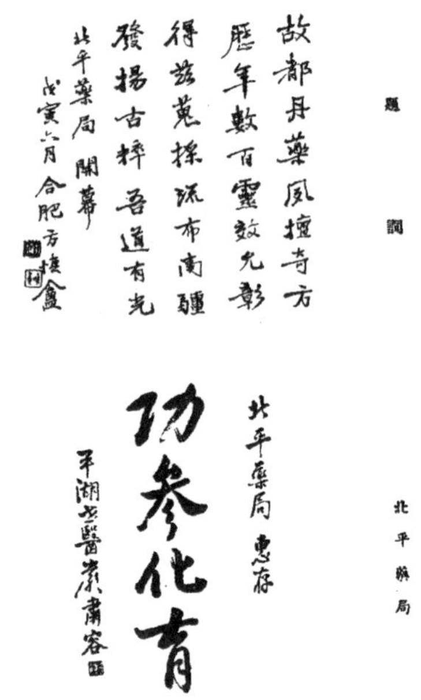

题词

北平药局

故都丹药凤擅奇方
历年数百灵效尤彰
得兹觉揉沆布南疆
发扬古粹吾道有光

北平药局 开幕
戊寅六月 合肥方慎盦

北平药局 惠存

功参化育

平湖严医康肃容

图 234　方慎盦、严肃容题词

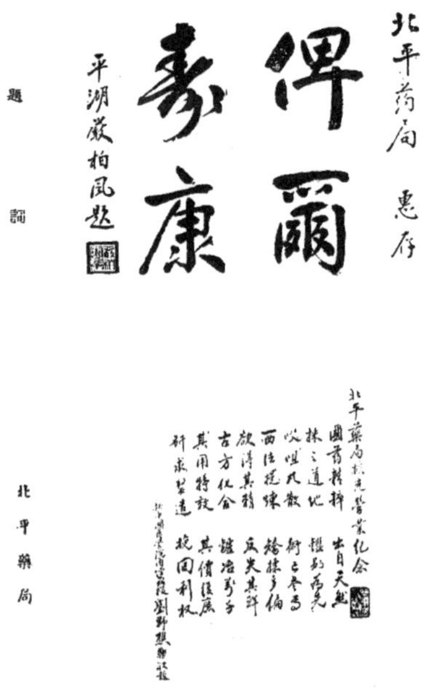

北平药局 惠存

俾尔寿康

平湖严柏凤题

题词

北平药局

图 235　严柏凤、刘野樵题词

《国医导报》

1939 年创刊，主编朱仁康，由丁济万题署刊名。其第一卷第一期至第二期，汇集各区近 60 位医家的题词，包括：蔡香荪、蔡幼笙、金养田、徐相任、徐福民、马济仁、张古农、张志英、朱鹤皋、朱小南、张伯熙、张赞臣、王慎轩、钱宝华、钱今阳、钱同高、陈苏生、包天白、秦伯未、方公溥、严苍山、陈存仁、贺芸生、朱振声、管理平、宋大仁、章巨膺、倪息庵、张杏荪、张怀霖、石筱山、石幼山、党波平、虞翔麟、奚伯初、章志方、王文英、朱汝吉、徐利民、韩凤九、韩君铸、何公度、俞天石、包句香、江茂远、秦颂尧、葛子诒、戴琴治、黄澹翁、沈仲理、洪贯之、张弓泉、王锡光、程介中、甯大椿、陈雪楼、俞同芳、葛养民等（图 236～图 244）。

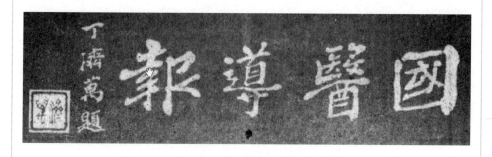

图 236　丁济万题署刊名

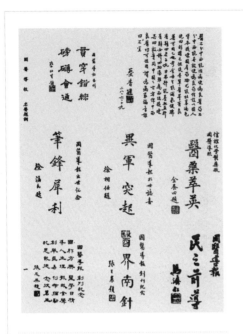

图237　蔡香荪、蔡幼笙、金养田、徐相任、徐福民、马济仁、张古农、张志英题词

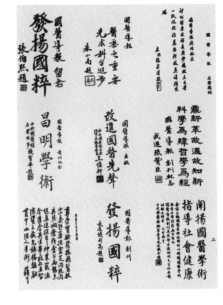

图238　朱鹤皋、朱小南、张伯熙、张赞臣、王慎轩、钱宝华、钱今阳、钱同高、陈苏生题词

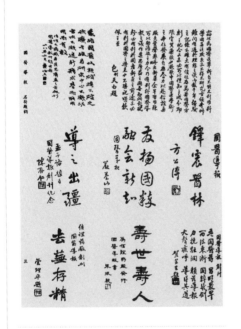

图239　包天白、秦伯未、方公溥、严苍山、陈存仁、贺芸生、朱振声、管理平题词

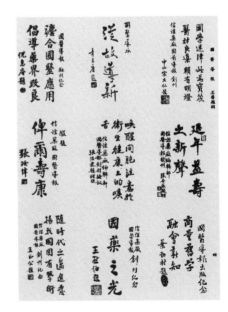

图240　宋大仁、章巨膺、倪息庵、张杏荪、张怀霖、张汝伟、叶劲秋、王慰伯、王正公题词

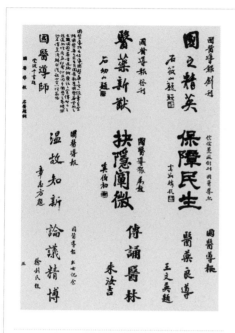

图241　石筱山、石幼山、党波平、虞翔麟、奚伯初、章志方、王文英、朱汝吉、徐利民题词

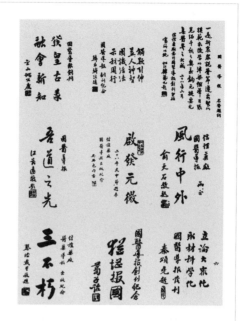

图242　韩凤九、韩君铸、何公度、俞天石、包句香、江茂远、秦颂尧、葛子诒、戴琴治题词

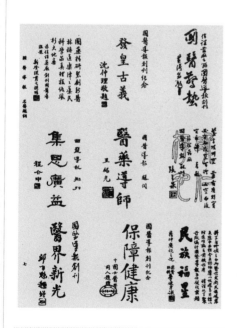

图243　黄澹翁、沈仲理、洪贯之、张弓泉、王锡光、程介中题词

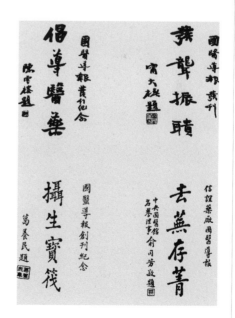

图244　宵大椿、陈雪楼、俞同芳、葛养民题词

书法与画作

有不少近代医家喜好金石书画，他们在医学之外，还给后世留下了艺术作品（图245～图268）。

晚清医家何鸿舫（1821—1889）书法洒脱秀丽，颇受世人喜爱，给病人的处方多亲自手书，病家均珍藏之（图245、图246）。

江湾妇科蔡砚香（1826—1898）善于书画，尤以画荷绘莲为著，自号"爱莲居士"，人称"蔡荷花"（图258、图259）。

夏应堂（1871—1936）喜欢书画，收藏颇丰。书法宗颜、苏二公，字体苍劲秀丽。1937年，《中华医药报》发行夏氏逝世一周年特刊，刊出其生平书法小品26幅（图247）。

陈无咎（1884—1948）深研中国传统文化，中年时期在上海一边行医，一边鬻字，其书法被称作"追踪草圣者"（《申报》，1933年，图248）。

陆渊雷（1894—1955）曾为聂云台母亲寿诞书写百寿图，与海派画僧若瓢合开书画展（《新闻报》，1944年），也曾发表"书法漫话"等系列文章于《社会日报》《中医新生命》，时人称赞他的字体态端庄流丽，婀娜中有韧劲（图249～图252）。

秦伯未（1901—1970）与程门雪（1902—1972），均毕业于上海中医专门学校，为"经社八才子"中的两位。秦氏20岁左右即以书画闻名，书法端凝古朴，善画花卉（图253、图254，图260～图266），曾为上海金石书画文艺研究社社长。

程门雪少年时崇尚魏碑，《申报》（1932年）称赞"小说家张枕绿君之狂草，名医家程门雪君之魏碑，堪称一时瑜亮"。程氏喜好收集书法字帖，自题叙言。晚年书法吸收各家之长，形成一种雄浑丰腴而清脱俊丽的风格，曾自谓"我医不如诗，诗不如书"（图255～257，图267、图268）。

书　法

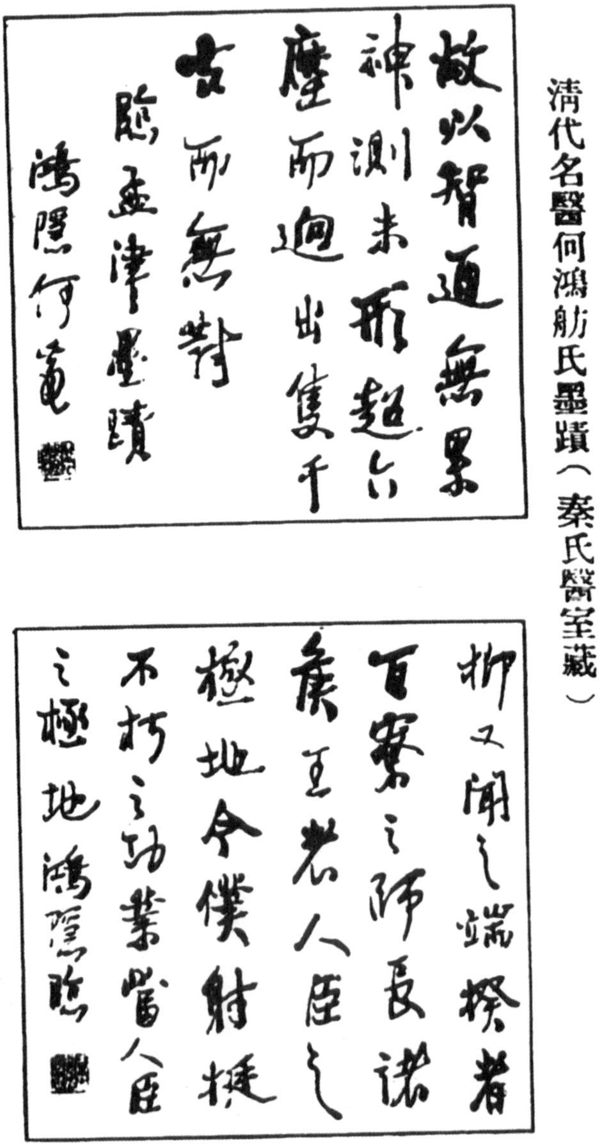

清代名醫何鴻舫氏墨蹟（秦氏醫室藏）

故以智通無累
神測未形超六
塵而迴出隻千
古而無對
臨盂津墨蹟
鴻隱何龍

柳又聞之端揆者
百寮之師長諸
庶直若人臣之
樞地令僕射挺
不朽之功業當人臣
之樞地　鴻隱臨

图 245　何鸿舫书法（《中医世界》，1933 年）

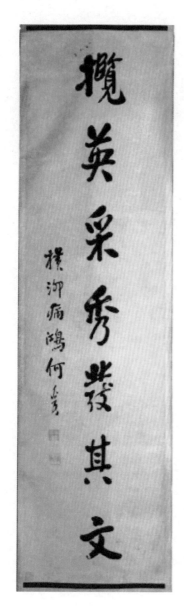
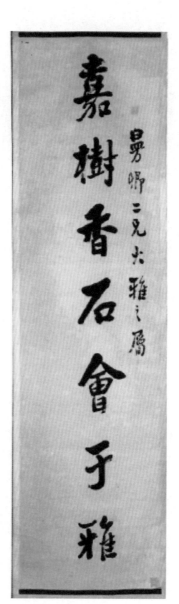

图 246　何鸿舫对联（吴鸿洲《上海中医药博物馆馆藏珍品》，2013 年）

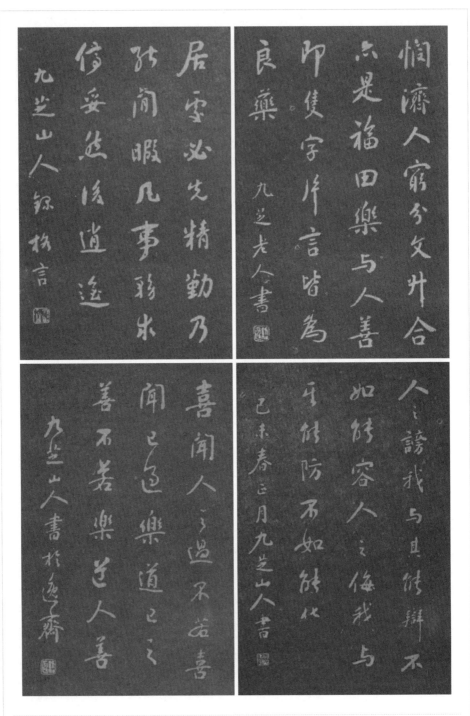

图247　夏应堂书法（《中华医药报》，1937年）

图 248　陈无咎书法（《医界春秋》，1933 年）

图 249　陆渊雷书法（杨枝青《陆渊雷医案》，2010 年）

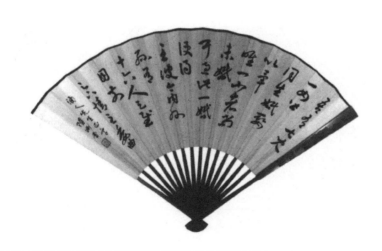

图 250　陆渊雷扇面书法（黄沂海《扇有善报　阿海笑侃私家藏扇》，2009 年）

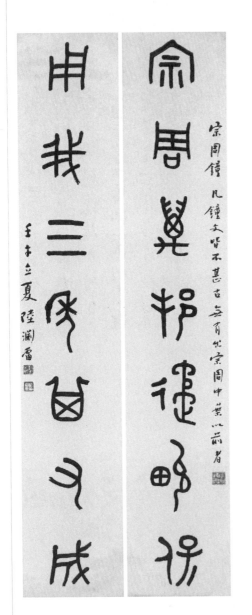

图 251　陆渊雷金文联（一）（苍茫书院的博客）

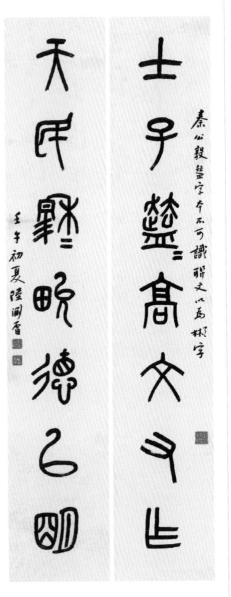

图 252　陆渊雷金文联（二）（苍茫书院的博客）

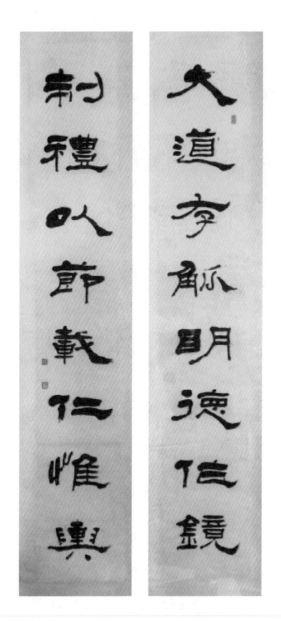

图 253　秦伯未隶书对联（吴鸿洲《上海中医药博物馆馆藏珍品》，2013 年）

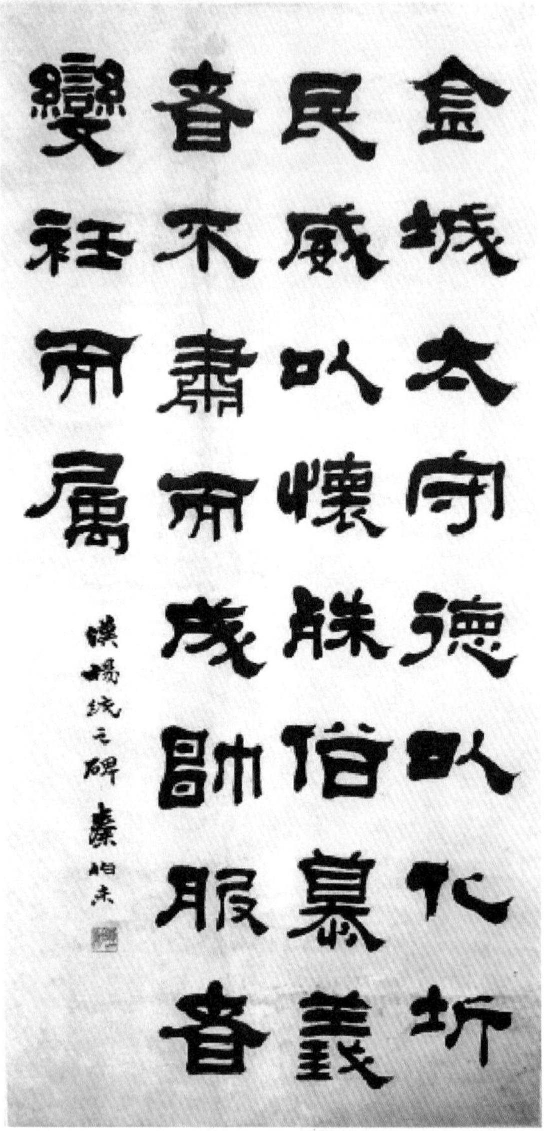

图 254　秦伯未书法（张文勇《上海中医药文化史》，2014 年）

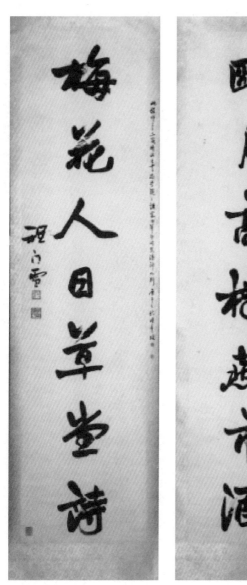

图 255　程门雪七言五尺联（吴鸿洲《上海中医药博物馆馆藏珍品》，2013 年）

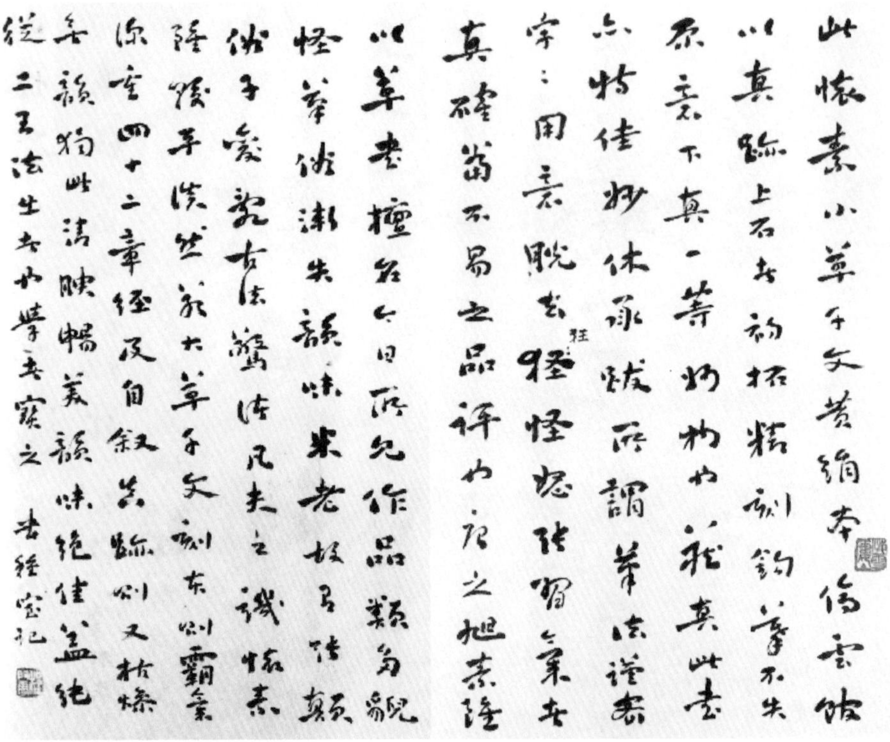

此怀素小草千文黄绢本绦云阁
以真临上石者初拓粗剥钩笔不失
原意下真一等物也发真此意
六竹佳妙休承跋所谓莘华谨奏
宇：用意耽去轻怪愿张习笔意去　狂
真雄岂不易之品评也�……旭素隆

以革书檀名今日所见作品颇为觑
怪笔依渐失韵味米老故吕陈
似子爰乾有法鹜涉凡夫之……識怀素
隆媛羊淡然竹大革子文刺东似……霸
原意四十二章经及自叙笔……
每颊狗此清映帽美颇味绝佳盖绝
従二王法生去……蝉去寐之　若经鉴礼

图256　程门雪《初拓怀素自叙帖》（新昌天姥中医博物馆藏）

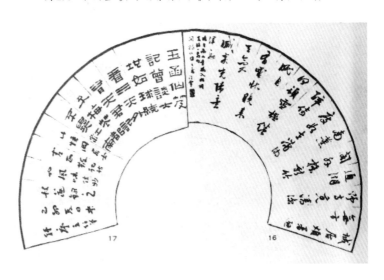

图257　程门雪扇面书法（何时希《程门雪诗书画集》，1980年）

画 作

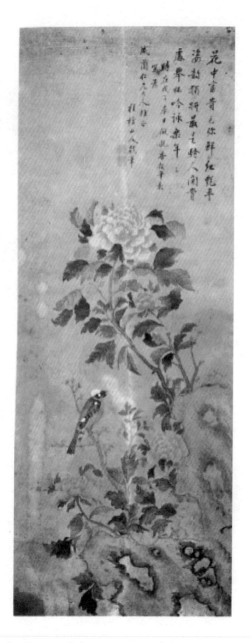

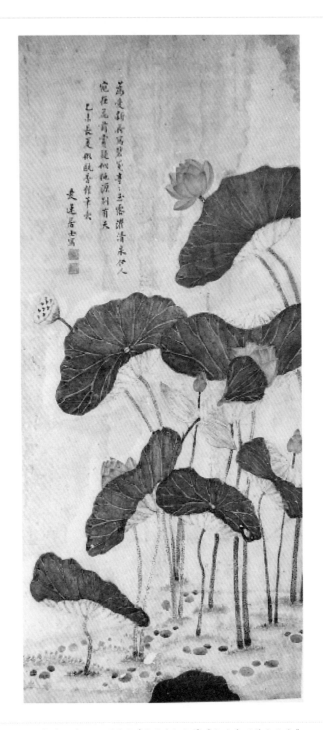

图 259　1895 年蔡砚香所绘"夏塘清趣"（张文勇《上海中医药文化史》，2014 年）

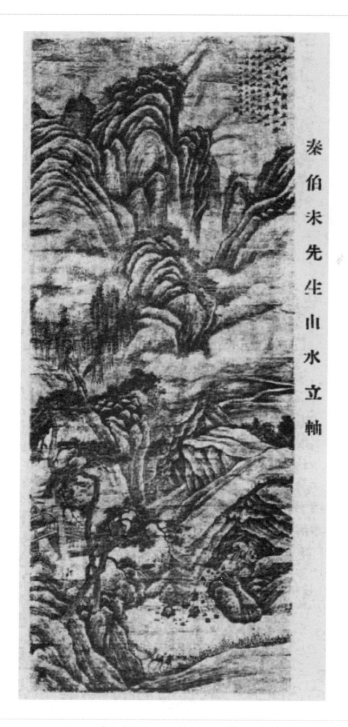

秦伯未先生山水立轴

图 260　秦伯未山水立轴（《中医世界》，1930 年）

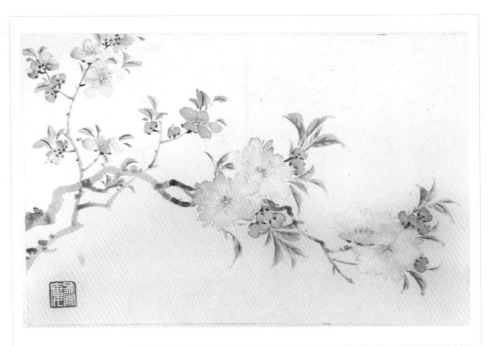

图 261　秦伯未花卉（一）（新昌天姥中医博物馆藏）

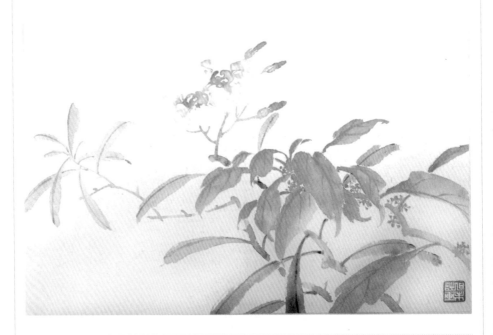

图 262　秦伯未花卉（二）（新昌天姥中医博物馆藏）

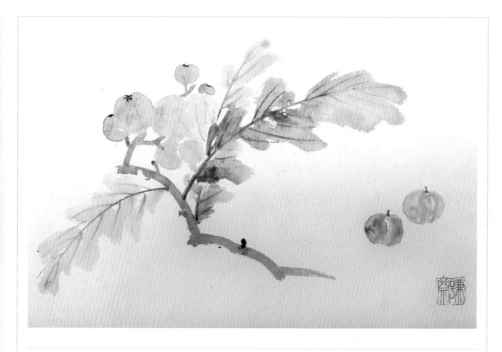

图 263　秦伯未花卉（三）（新昌天姥中医博物馆藏）

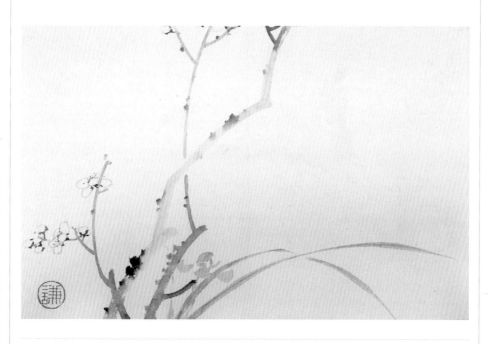

图 264　秦伯未花卉（四）（新昌天姥中医博物馆藏）

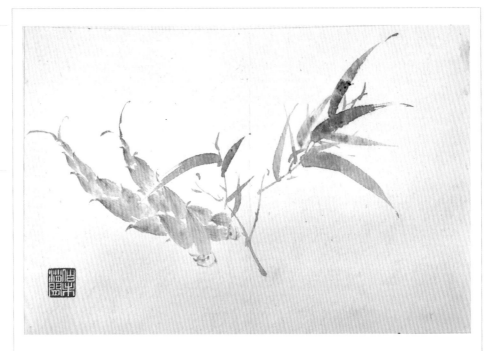

图 265　秦伯未花卉（五）（新昌天姥中医博物馆藏）

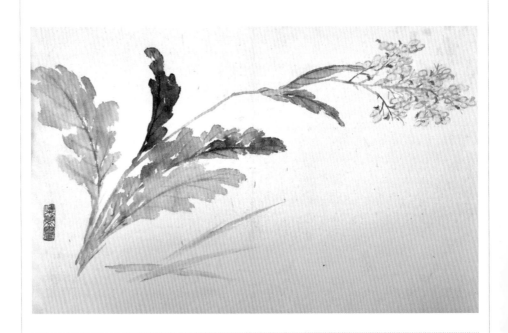

图 266　秦伯未花卉（六）（新昌天姥中医博物馆藏）

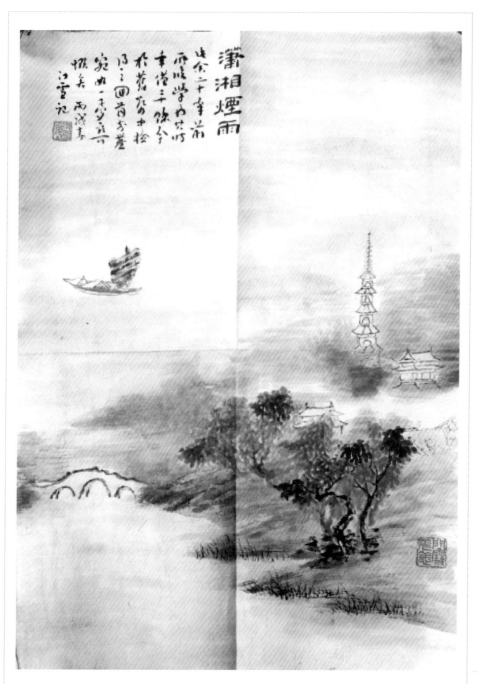

图 267　程门雪少年画作《潇湘烟雨图》（新昌天姥中医博物馆藏）

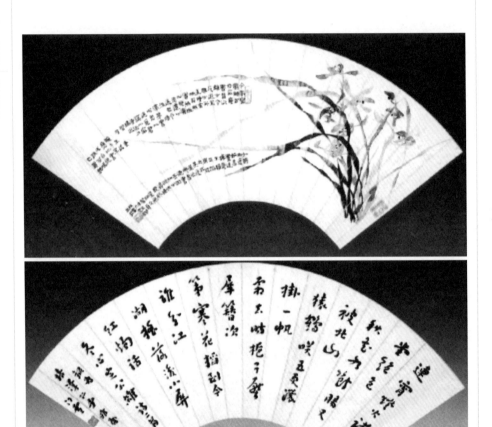

图 268　程门雪扇面书画（吴鸿洲《上海中医药博物馆馆藏珍品》，2013 年）